BRIGHTWOOD BRANCH
SPRINGFIELD, (MA) CITY LIBRARY 5/16
BWB

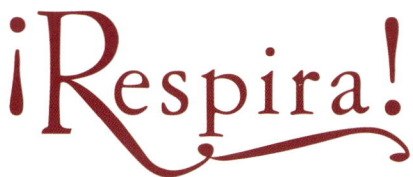

*Una guía
para aliviar el estrés
y cultivar la paz interior.*

Si este libro le ha interesado y desea que lo mantengamos
informado de nuestras publicaciones, puede escribirnos a
comunicacion@editorialsirio.com,
o bien registrarse en nuestra página web:
www.editorialsirio.com

Título original: Breath Perception
Traducido del inglés por Antonio Luis Gómez Molero
Diseño de portada: Editorial Sirio, S.A.

© Barbara Ann Kipfer 2014
 Todos los derechos reservados. Publicado en español
 según acuerdo con Skyhorse Publishing Inc.

© de la presente edición
 EDITORIAL SIRIO, S.A.

EDITORIAL SIRIO, S.A.	NIRVANA LIBROS S.A. DE C.V.	ED. SIRIO ARGENTINA
C/ Rosa de los Vientos, 64	Camino a Minas, 501	C/ Paracas 59
Pol. Ind. El Viso	Bodega nº 8,	1275- Capital Federal
29006-Málaga	Col. Lomas de Becerra	Buenos Aires
España	Del.: Alvaro Obregón	(Argentina)
	México D.F., 01280	

www.editorialsirio.com
sirio@editorialsirio.com

I.S.B.N.: 978-84-16233-82-3
Depósito Legal: MA-1115-2015

Impreso en Imagraf Impresores, S. A.
c/ Nabucco, 14 D - Pol. Alameda
29006 - Málaga

Impreso en España

Puedes seguirnos en Facebook, Twitter, YouTube e Instagram.

Cualquier forma de reproducción, distribución, comunicación pública o transformación de esta obra solo puede ser realizada con la autorización de sus titulares, salvo excepción prevista por la ley. Diríjase a CEDRO (Centro Español de Derechos Reprográficos, www.cedro.org) si necesita fotocopiar o escanear algún fragmento de esta obra.

Barbara Ann Kipfer

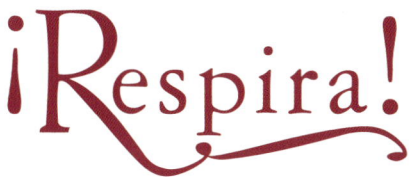

*Una guía
para aliviar el estrés
y cultivar la paz interior.*

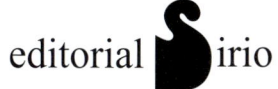

INTRODUCCIÓN

En una sociedad acelerada, obsesionada con la tecnología, muchos nos olvidamos de reservar unos momentos para dedicarlos sencillamente a respirar. *Sentir la respiración* nos anima a vivir más despacio y de una manera más consciente. Prestar atención cuando respiramos (más de catorce mil veces al día) nos permitirá en muy poco tiempo alcanzar una mayor felicidad.

Este libro nos ofrece una guía para entender la respiración y utilizarla como instrumento con el fin de mejorar nuestra salud física y mental. Un instrumento que nos proporciona enormes beneficios para la salud como el alivio del estrés, unos niveles superiores de energía, una mejora de la concentración y de los patrones de sueño y un incremento del metabolismo. Consta de doscientos sesenta ejercicios sencillos cuyo objetivo es elevar la consciencia de tu respiración, además de ciento cuatro perlas de sabiduría sobre diversos temas que comprenden desde la aceptación hasta el zen. *¡Respira!*, al presentar cada técnica paso a paso, es una guía fácil de poner en práctica que te acompañará en tu desarrollo mental, físico y espiritual.

La respiración siempre está contigo y además es «gratis»; sin embargo, hace muy poco tiempo que empezamos a entender su importancia como instrumento para el desarrollo de la atención plena, y como ayuda a la concentración, objeto de la meditación, y fuente de salud. Al igual que la respiración, nuestra sonrisa está siempre disponible, también es gratis y siempre podemos recurrir a ella. La figura omnipresente de Thích Nhat Hanh nos recuerda a menudo que la sonrisa y la respiración van de la mano. Esta última es una gran maestra y estamos empezando a escuchar sus lecciones. La sonrisa nos brinda infinidad de dones.

Esta obra te acompañará y te ayudará a usar la respiración como herramienta para mejorar tu salud física y mental. Debido a que nos parece lo más normal del mundo y es algo que no nos cuenta trabajo, no somos conscientes de las posibilidades que pueden brindarnos unas técnicas adecuadas de respiración para hacer frente a determinadas necesidades como reducir el estrés, cambiar el metabolismo; y aumentar nuestra fuente de energía.

LA SALUD Y LA RESPIRACIÓN

La respiración es absolutamente fundamental para la vida animal (y vegetal); sin embargo, no necesitamos hacer ni pensar nada para llevar a cabo este proceso. Nuestro sistema respiratorio absorbe automáticamente el oxígeno del aire, lo distribuye por todo el cuerpo para hacer posible la combustión de los alimentos que consumimos y más tarde expulsa el dióxido de carbono producido. Los pulmones son los órganos en donde se almacena el oxígeno y desde donde se lleva a los vasos sanguíneos. Los adultos respiran una media de entre quince y veinte veces por minuto, más despacio cuando están durmiendo o descansando; los niños pueden respirar un poco más deprisa que los adultos. Pero ¿es esto todo lo que necesitamos saber?

Aunque el hecho de que la respiración sea automática es lo que nos permite sobrevivir, todos hemos adquirido inconscientemente malos hábitos que la restringen o la distorsionan, por lo general como reacción al estrés. La respiración influye en todos los sistemas del organismo e incluso afecta al sueño (apnea y ronquidos), a la memoria, la concentración y la energía.

La respiración profunda tiene auténticos efectos beneficiosos para la salud. Respirar más despacio y de forma concentrada puede revertir los efectos perjudiciales de las hormonas de lucha o huida que inundan el organismo cuando sentimos ansiedad. La adrenalina y la noradrenalina incrementan la frecuencia del ritmo cardiaco y la presión sanguínea y generan radicales libres destructivos.

Pero con cada respiración larga y consciente, cortamos el hilo de los pensamientos cotidianos, el miedo y el estrés vital.

El resultado es que la segregación de hormonas del estrés disminuye y aumenta la secreción de óxido nítrico, que abre los vasos sanguíneos y reduce la presión sanguínea. Al mismo tiempo desciende el ritmo del metabolismo, y eso hace que baje la producción de radicales libres.

Este libro puede ayudarte a mejorar la calidad de la respiración e incluso a controlar su estado. Contiene cientos de alternativas a otras estrategias más complicadas para tratar el estrés, la falta de energía, la pérdida de concentración y el sueño de mala calidad. También puedes tratar tu metabolismo y tu peso por medio de varios ejercicios de respiración. ¿Cómo? Cuando incrementas la cantidad de oxígeno que inspiras, ayudas a tu organismo a desprenderse del dióxido de carbono y del hidrógeno de una manera más eficaz. Basta simplemente con esto para reducir el almacenamiento del exceso de grasa.

¡Respira! responde al interés creciente que suscita la relación entre la respiración y el desarrollo mental, físico y espiritual. Al usar este libro para aprender a percibir las energías y estructuras internas de tu cuerpo y tu mente, avanzarás en tu desarrollo espiritual e incluso en tu curación.

RESPIRAR BIEN

Mucha gente no respira bien. Saber respirar de una manera profunda y completa es una auténtica destreza vital. Un ciclo de respiración completa extiende el oxígeno vital por todo el cuerpo, elimina los gases de desecho como el dióxido de carbono, y estimula la columna y los órganos internos.

Muchos «respiramos con el pecho», es decir, tenemos el hábito malsano de realizar una respiración torácica. Al adoptar este patrón de respiración limitada a la parte superior del pecho, usas excesivamente los músculos del cuello y la parte superior del cuerpo y, en cambio, apenas empleas el diafragma. Cuando estás realizando un ejercicio extenuante, y en las situaciones de emergencia, necesitas que esos músculos suplan al diafragma llevando más aire a los pulmones. Al contrario que el diafragma, los músculos del cuello y de la parte superior del cuerpo se cansan más fácilmente, dejándote ansioso y fatigado.

Uno de los primeros pasos para respirar bien es aprender la respiración diafragmática profunda. Cuando inspiras, el diafragma se contrae y se aplasta, creando un vacío que succiona el aire. Cuando espiras, vuelve a su forma de bóveda, expulsando el aire del cuerpo.

Una vez que aprendas a hacer que el diafragma trabaje para ti, descubrirás que la respiración diafragmática es energizante y relajante a la vez. Es la manera en que un cuerpo verdaderamente eficiente respira durante toda su vida. La respiración diafragmática activa la parte superior del torso y al mismo tiempo crea un patrón de respiración completa y profunda.

Tumbado sobre la espalda con las rodillas flexionadas o rectas, coloca las manos sobre las costillas inferiores de forma que las puntas de los dedos corazón se toquen entre sí al final de una espiración. Los hombros deberían estar relajados y caídos, separados de las orejas. Cuando inspires, procura que esto no afecte a los hombros, que sigan caídos y relajados.

Tu columna está alargada, es una columna neutral, una posición natural en la que todas sus curvas están presentes. Si estás sentado, siente que el peso cae directamente a través de los isquiones y que la cabeza queda suspendida en el aire. La garganta está abierta y relajada.

Inspira lentamente por la nariz. Deja que el aire fluya por la parte superior del pecho y baje por la columna, expandiendo los costados y las costillas inferiores, el diafragma, la espalda y la pelvis. Permite que la inspiración profunda expanda el abdomen. El pecho se mueve con la respiración pero permanece relajado y las costillas mantienen su forma cilíndrica.

Espira a la inversa. Deja caer los abdominales inferiores y después el abdomen, que las costillas se metan hacia adentro, y luego, al expulsar del todo el aire, deja caer el pecho.

Permanece siempre tranquilo y cómodo; no hagas esfuerzos, y si sientes tensión o agitación, detén el ejercicio y deja que la respiración se normalice.

Aprende y practica esta respiración antes de empezar a leer el libro. Esto te ayudará con todos los ejercicios de respiración que se muestran en él. Recuerda que una pequeña sonrisa también contribuye a que relajes los músculos faciales y, ¡te ayudará a respirar a todo pulmón!

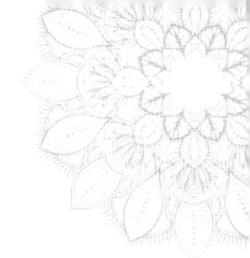

AGRADECIMIENTOS

Gracias a Skyhorse Publishing por la oportunidad que me ha concedido de presentar este material. Mi gran agradecimiento a mi editor y marido, Paul Magoulas, que realizó todos los ejercicios para asegurarse de que las descripciones eran comprensibles y factibles, además de leer y editar mi manuscrito. Y gracias a Keir Magoulas por la magnífica cubierta y por contribuir al libro con sus estupendas fotografías, que complementan a las mías.

He contado con muchos acicates al escribir este libro, sobre todo el de mis hijos Kyle Kipfer y Keir Magoulas, además del estímulo de los amigos y compañeros que me apoyan, como Bob Amsler. Gracias a todos.

Barbara Ann Kipfer

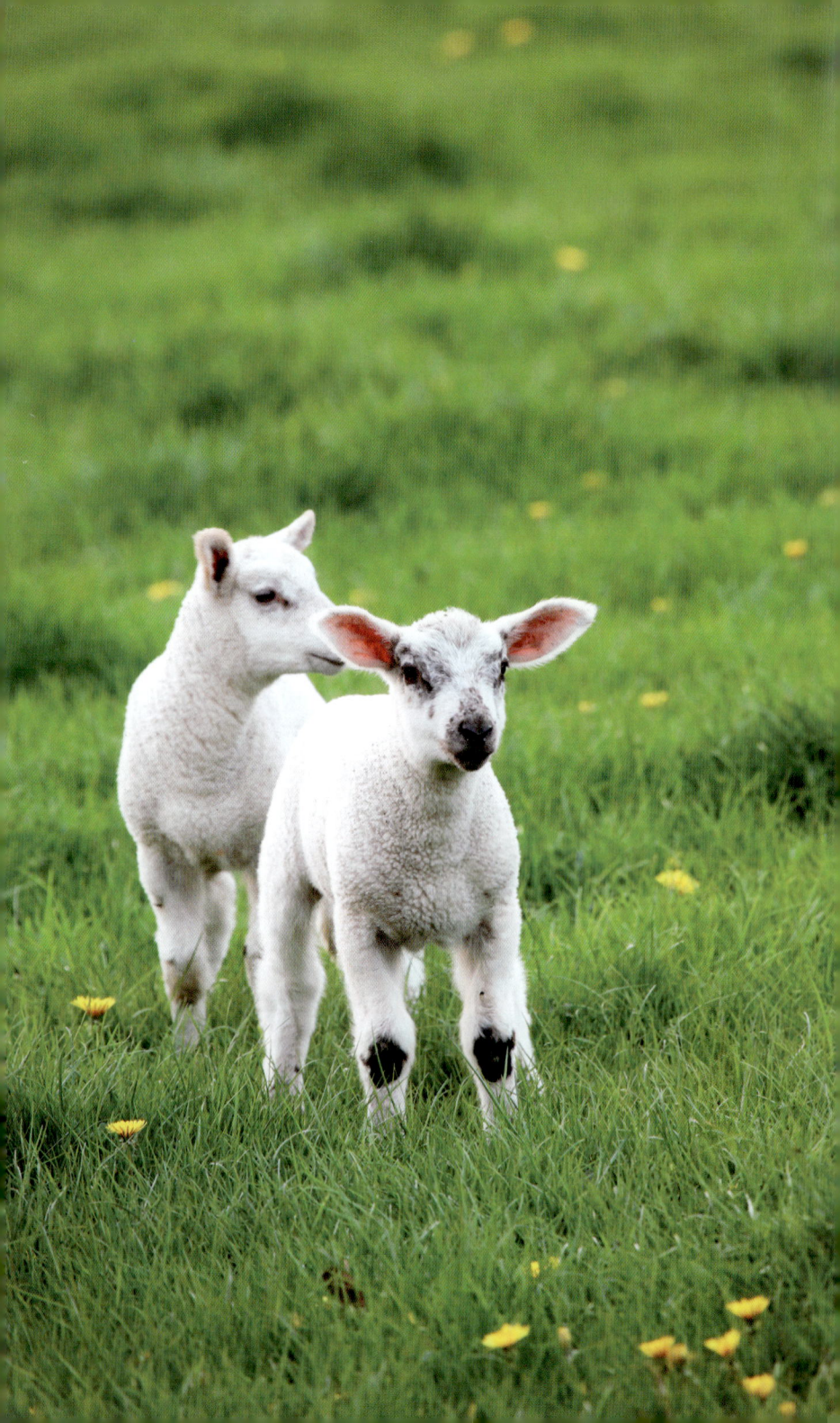

LA AUTORA

Barbara Ann Kipfer es autora de más de cincuenta libros, entre ellos su bestseller *14,000 Things to Be Happy About* así como *The Wish List*, *Instant Karma*, *8,789 Words of Wisdom* y *Self-Meditation*. Barbara es lexicógrafa y tiene una licenciatura en Filosofía y un doctorado en Lingüística, un doctorado en Arqueología y un máster y un doctorado en Estudios budistas.

Sus páginas web son www.thingstobehappyabout.com y www.referencewordsmith.com.

¡Respira!

1. MEDITACIÓN DE RESPIRACIÓN BÁSICA

Siéntate como te resulte cómodo. Deja que tus ojos se cierren suavemente. Invita a tu cuerpo a relajarse y a soltarse en el suelo o en el cojín. Déjate ir y acepta la meditación de no hacer.

Siente tu respiración y escúchala. Respira por la nariz. Siente el aire al entrar y salir de las fosas nasales, cómo el pecho y el abdomen suben y bajan. Deja que tu atención se fije en donde se siente más claramente la respiración. Céntrate ahí. Sigue la respiración. Deja que sea como es, sin controlarla. Fíjate en el espacio o en la pausa entre respiraciones.

El pensamiento se pondrá en marcha. Es un hábito. Imagina que cada pensamiento es el vagón de un tren que pasa delante de ti. Míralo, reconoce su presencia, déjalo pasar y vuelve a la respiración.

No importa cuántas veces, ni durante cuánto tiempo, te quedes atrapado en un pensamiento. Vuelve a empezar y dirige tu atención a la respiración. Esta es tu práctica. Estás fortaleciendo la atención plena.

Ser consciente de una inspiración y una espiración completas es un gran logro.

Si sientes alguna sensación física o dolor, haz lo mismo. Míralo, reconoce su presencia sin dejarte atrapar por él, déjalo ir y vuelve a la respiración.

Durante veinte minutos fija toda tu atención en seguir la respiración. Cuando tu mente divague, detente y vuelve a ella.

Mientras abres suavemente los ojos, trata de llevar la atención plena a tu próxima actividad, sea cual sea.

Contar la respiración es una práctica habitual que armoniza la mente y el cuerpo. El objetivo es contar mentalmente tus respiraciones sin perder la cuenta ni dejarte llevar por los pensamientos.

> **Un toque para despertar: la aceptación**
>
> *Tu objetivo es observar la acción de los pensamientos y aceptar la naturaleza errante de tu mente, regresando a la respiración de la forma más relajada que puedas.*

2. CONTAR LA RESPIRACIÓN

Siéntate en un cojín o en una silla, lo que te resulte más cómodo, y cierra los ojos suavemente.

Empieza a contar con tus inspiraciones y espiraciones. El método más sencillo es inspirar y decir «uno», espirar y decir «dos». Cuenta del uno al diez y vuelve a empezar.

También podrías tratar de contar el ciclo de inspiración y espiración como uno, y el siguiente ciclo como dos, etc.

Es posible que te frustre perder la cuenta, por eso es mejor que al principio lo hagas durante solo cinco minutos y luego, poco a poco, puedes ir alargando el tiempo. Ten en cuenta que estás desarrollando tus capacidades de concentración y de atención plena. Esta es una forma maravillosa de practicar estas valiosas cualidades.

3. MEDITACIÓN DE RELAJACIÓN BÁSICA

Encuentra un sitio cómodo para tumbarte boca arriba, pero no tan cómodo que te vayas a quedar dormido. Los brazos reposan a los costados, ligeramente separados del tronco, con las palmas de las manos hacia arriba. Las piernas deberían estar separadas y totalmente relajadas. Los ojos cerrados. Siente todo el cuerpo, especialmente las partes que tocan la superficie sobre la que estás tumbado.

Presta atención a tu respiración donde esta sea más fácilmente apreciable, quizá en las fosas nasales.

Luego lleva la atención a los pies. Agita los dedos, flexiona y relaja los pies, desprendiéndote de cualquier tensión en ellos.

Lleva la atención a la parte inferior de las piernas, tensando ligeramente los músculos y relajándolos después.

Haz esto mismo en los muslos.

Repítelo en las caderas.

Lleva la atención al abdomen. Imagina que la tensión se va disolviendo, que el abdomen se expande y se ablanda. Sigue observando la respiración. Lleva la atención a la parte superior del abdomen y la caja torácica, siente cómo se expanden y ablandan.

Luego haz esto en el pecho y después en el cuello y en la garganta.

Lleva la atención a los hombros. Siente cómo su pesadez se va derritiendo sobre la superficie.

Hazlo en los brazos, y luego en los antebrazos.

Mueve los dedos, flexiónalos y despréndete de cualquier tensión que sientas en ellos.

Ahora lleva la atención a la cabeza y al rostro. Siente la tensión y deja que se derrita sobre la superficie.

Siente ahora la calma en cada parte de tu cuerpo. Recórrelo con la atención desde los dedos de los pies hasta la cabeza y cuando sientas tensión en algún punto, imagina que ese punto se está relajando.

Cuando hayas recorrido todo tu cuerpo, vuelve a la respiración durante diez minutos más.

Ahora mueve lentamente los dedos de las manos y los pies. Empieza a estirar los brazos y las piernas. Abre los ojos con tranquilidad. Adopta gradualmente una posición sentada.

Trata de llevar la atención plena a cualquier actividad que realices a continuación.

Un toque de atención: la acción

Presta atención a los tonos siempre cambiantes de la respiración. Presta atención a la maravilla del aire entrando y saliendo. Acepta cada inspiración como el principio. Acepta cada espiración como si la dejaras ir.

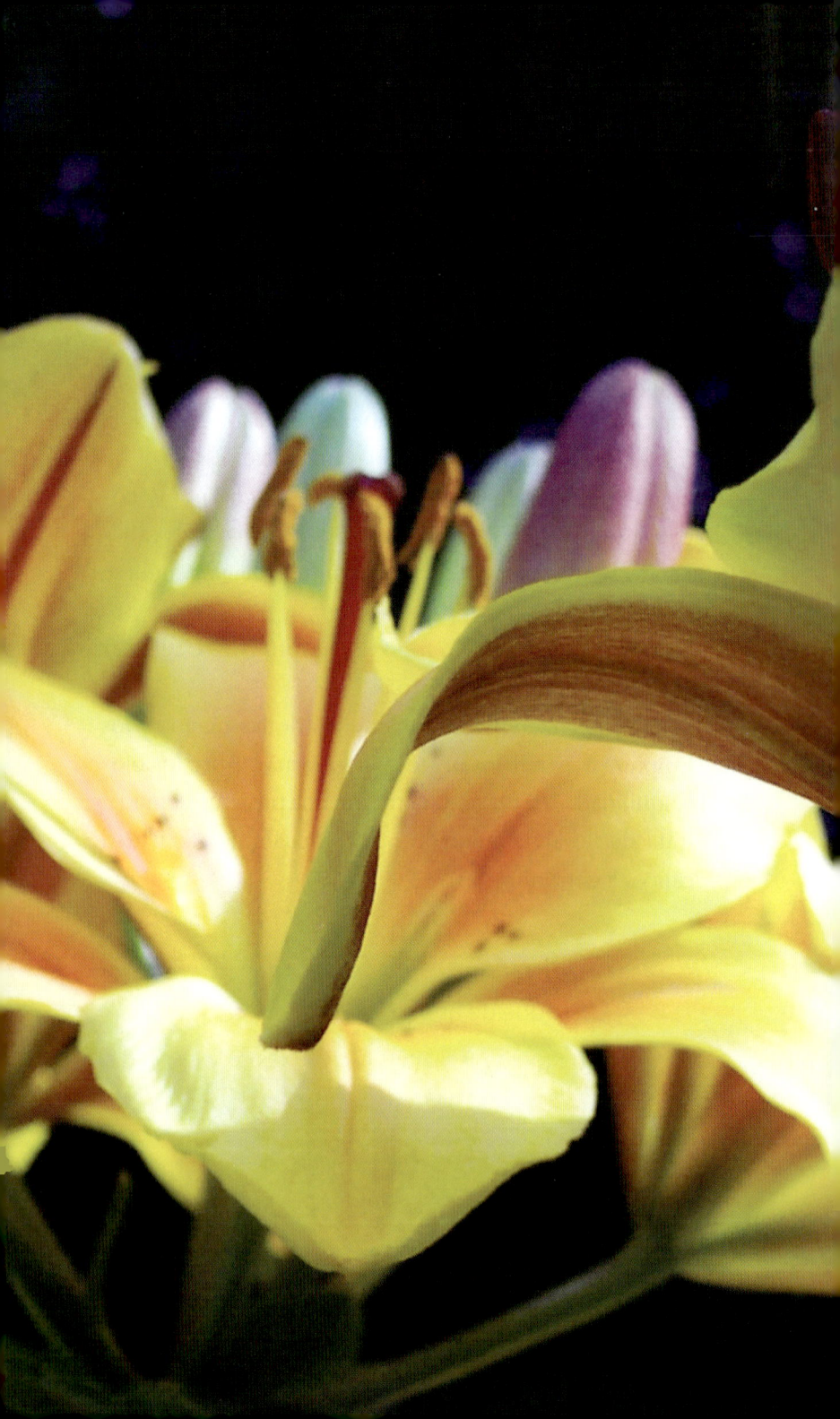

4. MEDITACIÓN BÁSICA DE CAMINAR

Meditar mientras se camina es una práctica sencilla. Es aprender a prestar atención mientras caminas, usando el movimiento natural que se produce al hacerlo para cultivar la atención plena y estar presente en el momento.

Elige un lugar en el que puedas caminar cómodamente de un lado a otro, dentro o fuera, con un espacio que te permita como mínimo dar entre diez y treinta pasos. Tal vez te apetezca experimentar con la velocidad, caminando al ritmo que te mantenga más presente. Puedes realizar esta práctica durante todo el tiempo que desees.

Empieza con los pies firmemente plantados en el suelo. Deja los brazos y las manos sueltos y relajados. Cierra los ojos un momento, centrándote en ti mismo y respirando profundamente unas cuantas veces. Siéntete de pie sobre la tierra. Siente la presión de las plantas de los pies sobre la tierra, las sensaciones de estar de pie. Luego abre los ojos y mantente presente y atento. Empieza a caminar lentamente. Hazlo con calma y dignidad.

Con cada paso siente todas las sensaciones que provoca en ti el hecho de levantar el pie y la pierna del suelo. Presta atención a las sensaciones cuando cada uno de tus pies vuelva a pisar el suelo.

Relájate y deja que tu caminar se vuelva cómodo y natural. Pon toda tu atención en cada paso.

Tu mente se distraerá muchas veces, lo mismo que cuando estás sentado. Tan pronto como te des cuenta, acéptalo, y luego vuelve a sentir el próximo paso. No importa que tu mente se haya distraído durante un segundo o diez minutos, solo tienes que aceptarlo y volver a prestar atención al siguiente paso que des.

Cuando llegues a la mitad del paseo, detente un momento. Céntrate y date la vuelta con cuidado. Haz otra pausa para poder estar atento al primer paso cuando vuelvas atrás.

Camina con sencillez, estando verdaderamente presente durante esta otra mitad del paseo.

Al final del camino, haz una pausa.

Trata de llevar esta sensación de atención plena a tu próxima actividad.

Puedes utilizar la meditación caminando para calmarte y recuperar el control y para vivir prestando más atención a tu cuerpo. Puedes extender tu práctica de caminar a cuando vas de compras, a cuando paseas por la calle o a cuando sales o entras al coche. Te permite disfrutar del hecho de caminar en lugar de ocupar la mente con los planes y pensamientos habituales.

Un toque de atención: el control de la ira

Hazte amigo de tus emociones. Hazte amigo de tus emociones cuando sean confusas o negativas. Cuando surja alguna, como la ira, sonríete a ti mismo y toma nota mentalmente: «¡Ya está aquí otra vez la ira!».

5. POSTURA DE RELAJACIÓN

Se le llama también la postura del cadáver. Puedes usar una esterilla de yoga, un suelo alfombrado, la cama o un sofá, cualquier cosa que te resulte cómoda. Quizá ponerte una manta doblada o una almohada baja debajo de la cabeza sea más cómodo para tu espalda.

Tiéndete y cierra los ojos. Deja que las piernas se relajen y se extiendan naturalmente con los pies separados entre sí unos sesenta centímetros. Los brazos también están relajados, y extendidos, con las palmas hacia arriba, separados de los costados.

Relaja los pies, las pantorrillas, los muslos, las caderas, las nalgas, la zona lumbar, el abdomen, la parte media y superior de la espalda, el pecho, los hombros, los brazos, las manos, el cuello. Deja que los ojos se relajen en sus cuencas y siente cómo los músculos faciales y el cuero capilar se ablandan y se relajan.

Repasa mentalmente tu cuerpo buscando tensión y cuando encuentres alguna zona donde la sientas, ténsala y luego relájala. Imagina que te derrites en el suelo. Al inspirar lleva el aire al abdomen y con cada espiración siente el peso de tu cuerpo hundiéndose cada vez más profundamente en el suelo.

6. RESPIRACIÓN ALTERNANDO LAS FOSAS NASALES

Centra tu atención en la respiración. Disfruta la sensación de que el suelo te sostiene. Si tu mente se distrae, vuelve a la respiración.

Haz esta relajación durante cinco minutos al menos (diez si es después de una sesión de yoga), y luego inspira profundamente y abre los ojos. Siéntate lentamente.

En posición sentada con los ojos cerrados, presiona los dedos corazón e índice de la mano derecha contra la palma de esa mano. Aprieta el pulgar derecho contra la aleta de la fosa nasal derecha mientras inspiras por la fosa izquierda contando hasta ocho.

Cierra ambas fosas nasales empleando el pulgar derecho en el lado derecho de la nariz y el índice en el lado izquierdo y contén la respiración, hasta que empieces a sentirte incómodo.

Suelta el pulgar y cuenta hasta ocho mientras espiras por la fosa nasal derecha.

Repite con el lado izquierdo. Sigue alternando las fosas con cada respiración completa inspiración/espiración con pulgar/índice. Hazlo durante diez o veinte ciclos.

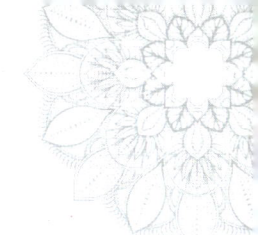

Un toque de atención: apreciar la naturaleza

Cuando caminas por la naturaleza, puedes sonreír y saludar a todo lo que ves, a todo lo que oyes y a todo lo que encuentras. Sonríele a la piedra que acabas de pisar. Sonríele al cielo, a los árboles, al viento. Sonriendo puedes sentir con mayor claridad tu respiración y tus pasos.

7. EJERCICIO DE CONCIENCIA DE LA RESPIRACIÓN

Mientras estás sentado trabajando, puedes practicar, combinándolos como desees, varios ejercicios de conciencia de la respiración creados por Thích Nhat Hanh:

- » Inspirando, observo que estoy inspirando. Espirando, observo que estoy espirando.
- » Inspirando, soy consciente de mi cuerpo. Espirando, calmo mi cuerpo.
- » Inspirando, siento que estoy vivo. Espirando, siento la alegría de estar vivo.
- » Inspirando, acepto una emoción molesta. Espirando, tranquilizo esa emoción molesta.
- » Inspirando, miro de frente a mi miedo. Espirando, me libero del miedo.
- » Inspirando, observo una flor. Espirando, contemplo la fugacidad de su existencia.
- » Inspirando, miro a un objeto de deseo. Espirando, veo la desaparición de ese deseo.
- » Repite durante cinco minutos o durante el tiempo que necesites para sentirte en paz y atento.

8. ABRIR LA PUERTA CONSCIENTEMENTE

Al prepararte para salir de casa, de la oficina o de una habitación, acércate a la puerta de manera consciente.

Respira tres veces lenta y profundamente.

¿Tienes lo que necesitas? Sal de esa puerta y entra en el mundo con los ojos bien abiertos y una sonrisa en los labios.

Un toque de atención: apreciar el cuerpo

Has de esforzarte por ejercer algún control sobre tus movimientos musculares básicos y tus funciones corporales. Deberías controlar los movimientos inquietos, comerse las uñas, rascarse y otros hábitos nerviosos. Normalmente, te rascas sin darte cuenta de que algo te pica, rara vez adviertes la intención que provoca los movimientos corporales. De lo que se trata es de ser plenamente consciente de los movimientos y de las funciones corporales.

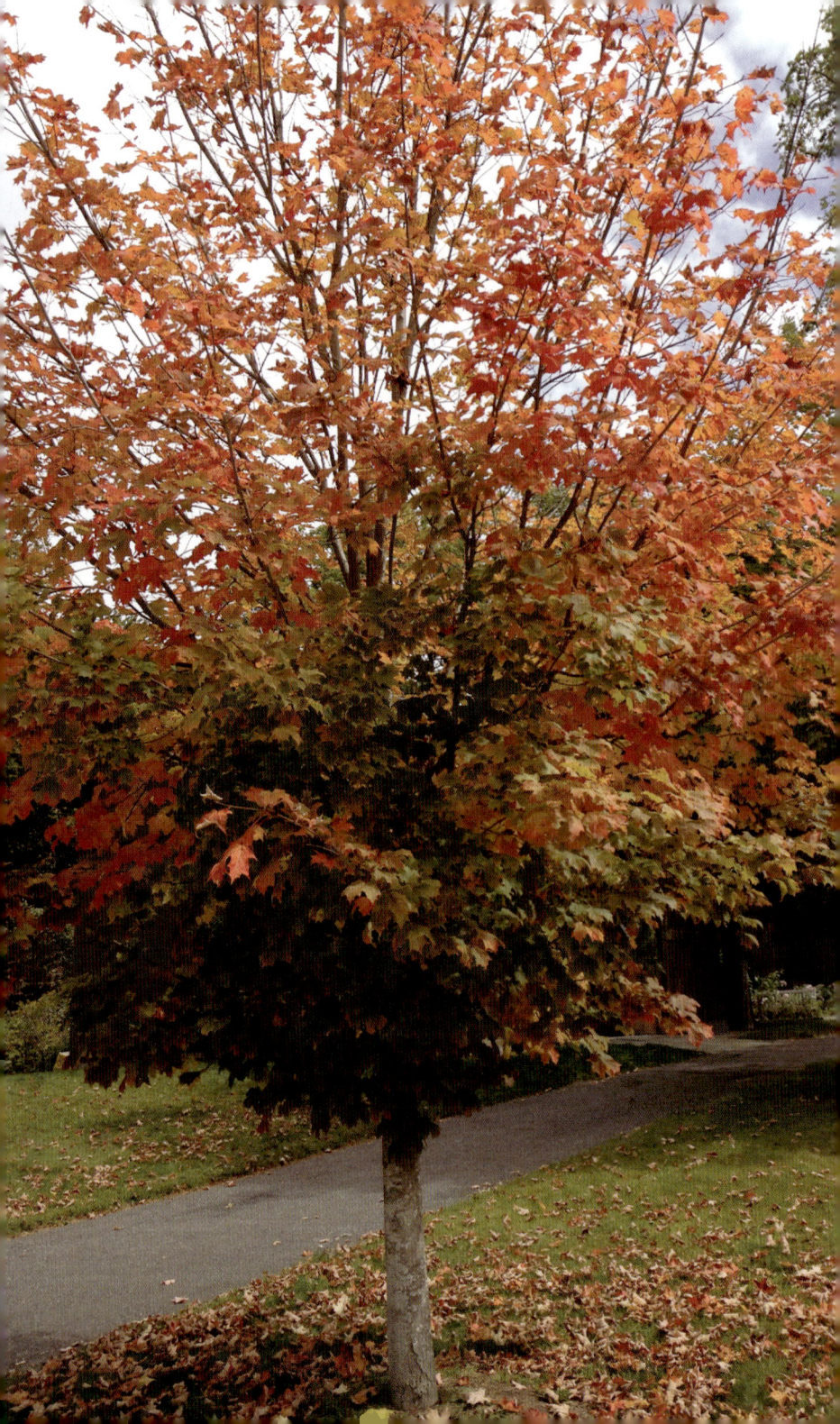

9. SEGUIR LA MÚSICA CON LA RESPIRACIÓN

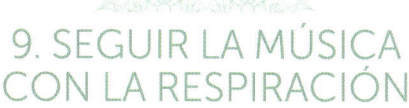

Pon alguna música que te inspire a sentarte y escucharla. Déjala en el modo de repetición. Siéntate en una postura cómoda. Presta atención a la respiración mientras escuchas la música. Realiza respiraciones largas, ligeras y uniformes mientras permaneces atento al movimiento y las emociones que evoca la música. Presta atención a la respiración donde la sientas con una mayor claridad —normalmente es en la entrada de las fosas nasales.

Disfruta de una música suave, relajante, bella, sin palabras, una delicada composición instrumental. Utiliza este ejercicio cuando quieras tomarte un descanso del ajetreo de tu vida.

Un toque de atención: el arte

El arte se encuentra tanto en el artista como en su obra, en el primero como causa, en la segunda, como efecto. El efecto consiste en un ennoblecimiento de la materia, una transformación producida no solo por la mano del artista, sino por su pensamiento o su conocimiento. Las artes sirven principalmente como medio de comunicación espiritual. La creación artística es una forma mágica de meditación.

10. RESPIRANDO SENTADO CON ESTIRAMIENTOS

Para hacer estiramientos respirando sentado, siéntate cómodamente, en un cojín o una silla.

Cierra los ojos y concéntrate en inspirar por la parte frontal de tu cuerpo mientras alzas los brazos a los lados y sobre la cabeza. Al espirar baja los brazos. Esta es la respiración solar.

Luego inspira por la parte posterior del cuerpo, es decir, concéntrate en la espalda y visualiza que estás respirando por ella, elevando los brazos por encima de la cabeza. Espira, bajándolos.

Inspira ahora por el lado derecho del cuerpo, elevando el brazo derecho por encima de la cabeza. Espira, bajándolo.

Finalmente, inspira por el lado izquierdo del cuerpo, levantando el brazo izquierdo sobre la cabeza. Espira, mientras lo vas bajando.

Repite las cuatro prácticas diez veces o durante un periodo determinado de tiempo, quizá diez minutos.

11. VISUALIZACIÓN DEL ÁTOMO

Sentado, cierra los ojos.

Al inspirar, haz una pausa para sentir e imaginar los miles de millones de átomos de aire que están siendo absorbidos por la corriente sanguínea y que son repartidos por todo el cuerpo para nutrir y llenar de energía a todas sus células y fibras.

Al espirar, haz una pausa para visualizar que, por medio del poder de tu intención y tu imaginación, bendices la energía de todos esos átomos y moléculas.

Imagina que cada respiración es una ofrenda, una bendición a la infinidad de seres que está respirando en ese preciso momento.

Haz este ejercicio durante diez minutos o más.

12. RESPIRACIÓN DE LA AMABILIDAD

Te gustaría ser feliz, ¿verdad? Utiliza la respiración simplemente para prestar atención y ser amable, solo durante esta respiración. Inspira profundamente, luego espira.

Repite durante cinco minutos. Esto te ayudará a sentirte más amable y más feliz.

Sé afectuoso, da igual cuáles sean las circunstancias. Todo lo demás se arreglará por sí mismo.

La respiración profunda te limpiará de impurezas y, con la energía del *prana*, la energía cósmica que conecta los elementos del universo, reestructurará tu ser.

Tras completar este ejercicio, inspira profundamente y reanuda tus actividades con amabilidad.

13. SEÑÁLATE

Siéntate a oscuras en una habitación o fuera de la casa, si es de noche, a solas. Vigila tu respiración; presta atención a esa parte del cuerpo en donde la sientes más claramente. Di: «Voy a señalarme con el dedo» y, acto seguido, señala en la dirección contraria.

Imagínate que te ves a ti mismo fuera de tu forma corporal. Que te ves en la luna, en el aire, en el universo. Con una media sonrisa en los labios, coloca las manos sobre las rodillas, pero sigue señalándote a ti mismo, con la mente, como si hubieras salido de ti y estuvieras flotando en el firmamento. Todos los seres y todas las cosas están conectados.

Sigue inspirando y espirando profundamente, observando tu respiración entre diez y quince minutos.

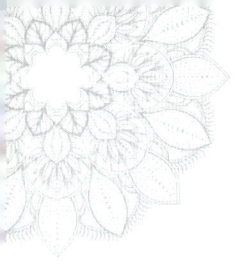

14. RESPIRACIÓN DEL CRÁNEO BRILLANTE

Siéntate erguido e inspira, expandiendo el estómago.

Espira expulsando el aire por la nariz, apretando el estómago y tirando de él hacia la columna.

Deja que, de manera natural, la inspiración te llene los pulmones. Repite el ciclo entre diez y veinte veces.

Un toque de atención: imponerse

Puede que a causa de tus sentimientos de inseguridad vayas provocando conflictos por donde quiera que vas. Para ti las relaciones son cuestión de poder y dominio. Tratas de tener el control, de salirte siempre con la tuya, sin pensar nunca en el otro ni preocuparte por él. Puede que seas agresivo u hostil, y que no te des cuenta de cómo te ven los demás. Tal vez tu forma de hablar sea brusca, tanto en las palabras como en el tono. Quizá, al creer que todas las relaciones son peleas en las que hay que imponer el dominio, seas cáustico, insultante, agresivo, insensible, dejando una estela de negatividad a tu paso. Pero las cosas no tienen por qué ser así. Puedes cambiar, porque se trata de elegir una respuesta en lugar de dejarse llevar por la reacción. Deja tras de ti una estela de buenos sentimientos.

15. RESPIRAR DURANTE LOS ANUNCIOS

Cuando veas la televisión, apaga el volumen durante los anuncios y concéntrate en tu respiración, reforzando tu consciencia del momento presente. Respira profundamente. Convierte el acto de ver la televisión en algo más activo.

También puedes levantarte y caminar, mirar por la ventana, etc. Mientras caminas por la casa, presta atención a tu respiración. Utiliza el descanso para centrarte.

> **Un toque: la atención**
>
> *Prestar atención es una de las formas más puras de expresar el amor. Despierta, reflexiona, observa, trabaja con cuidado y atención. ¿Qué te parece digno de tu atención? ¿A qué dedicarías tu valioso tiempo? Debes ser consciente de lo que estás haciendo y de por qué lo haces.*

16. LAVAR LOS PLATOS CONSCIENTEMENTE

Practica la respiración consciente para que el tiempo que empleas lavando los platos sea agradable y tenga sentido. La respiración consciente consiste en centrarse en una sola respiración completa. Fíjate en si pierdes la concentración durante esa respiración completa y, si es necesario, vuelve a concentrarte.

No pienses que si no te das prisa lavando los platos, perderás el tiempo.

Mientras practicas la respiración consciente, escucha, mira, siente y huele todo lo que te rodea.

Pregúntate: «¿Qué estoy haciendo?».

Esto te ayudará a centrarte en el presente y a superar el hábito de hacer las tareas deprisa.

Sonríete a ti mismo y di: «Lavar este plato es lo más importante de mi vida».

Si tus pensamientos empiezan a divagar, practica la respiración consciente. Empléala para estar más presente en el momento, especialmente con actividades que sueles realizar en piloto automático. Acostúmbrate a poner atención a todo lo que haces.

17. RESPIRACIÓN *UJJAYI*

Siéntate cómodamente. Para practicar la respiración *ujjayi*, inspira profundamente por la nariz, contrayendo con suavidad la parte posterior de la garganta.

Haz una breve pausa al acabar de inspirar.

Luego exhala el aire por la boca manteniéndola cerrada. Tu respiración debería producir un sonido susurrante como el de las olas del mar, o como el de Darth Vader.

Sigue respirando así, con la boca cerrada. Hazlo de diez a veinte ciclos.

Un toque de atención: el despertar

Cultivar la bondad (la generosidad, la paciencia, la fe y otras virtudes) es el comienzo del despertar espiritual. Despertar es recuperar esa extraordinaria libertad con la que naciste. Con el tiempo desarrollas la falsa sensación de ser un yo separado. Despertar es recobrar la libertad que encontramos al comprender que todos estamos interconectados y dependemos los unos de los otros.

18. RESPIRACIÓN MÁS PROFUNDA

Prueba este ejercicio en cualquier momento. Expande los pulmones al inspirar y cuando sientas que están llenos por completo, añade suavemente una décima parte de aire más. No lo hagas a la fuerza.

Luego espira y cuando sientas que tus pulmones están vacíos, expulsa una décima parte más del aire estancado en los pulmones.

Al hacer esto te entrenas para la respiración diafragmática, llamada también respiración abdominal, respiración con el estómago o respiración profunda, que se practica contrayendo el diafragma, músculo que se extiende horizontalmente entre la cavidad pectoral y la cavidad gástrica. En esta respiración el aire entra en los pulmones y el estómago se expande. Se caracteriza porque cuando la estamos practicando el abdomen se expande más que el pecho. Se considera una manera más sana de respirar y un eficaz tratamiento complementario y alternativo.

19. VISUALIZANDO UNA BURBUJA DE PROTECCIÓN

Este es un magnífico ejercicio para cuando te sientas vulnerable, intimidado o sencillamente necesites algún tipo de protección.

Sacúdete la tensión del cuerpo y date permiso para relajarte en cualquier posición en la que estés. Respira espontáneamente, inhalando por la nariz y exhalando por la boca.

Imagina que estás rodeado por una burbuja de luz blanca azulada. Dentro de ella estás a salvo. Es una burbuja cargada de una energía resplandeciente y protectora. Se mueve contigo y aunque por dentro es suave, por fuera es fuerte y te sirve de escudo para todo lo que te provoca ansiedad. Mantiene a distancia cualquier cosa que te preocupe.

Mientras estás en la burbuja, concéntrate en la respiración. Continúa respirando espontáneamente, inspirando por la nariz y espirando por la boca. Visualiza la luz blanca azulada fluyendo dentro y fuera de tus poros mientras inspiras y espiras. La luz resplandeciente te llena de fuerza y energía.

Mantén la burbuja alrededor de ti hasta que la presión haya disminuido y te sientas lo bastante bien para soltarla, diez minutos como mínimo.

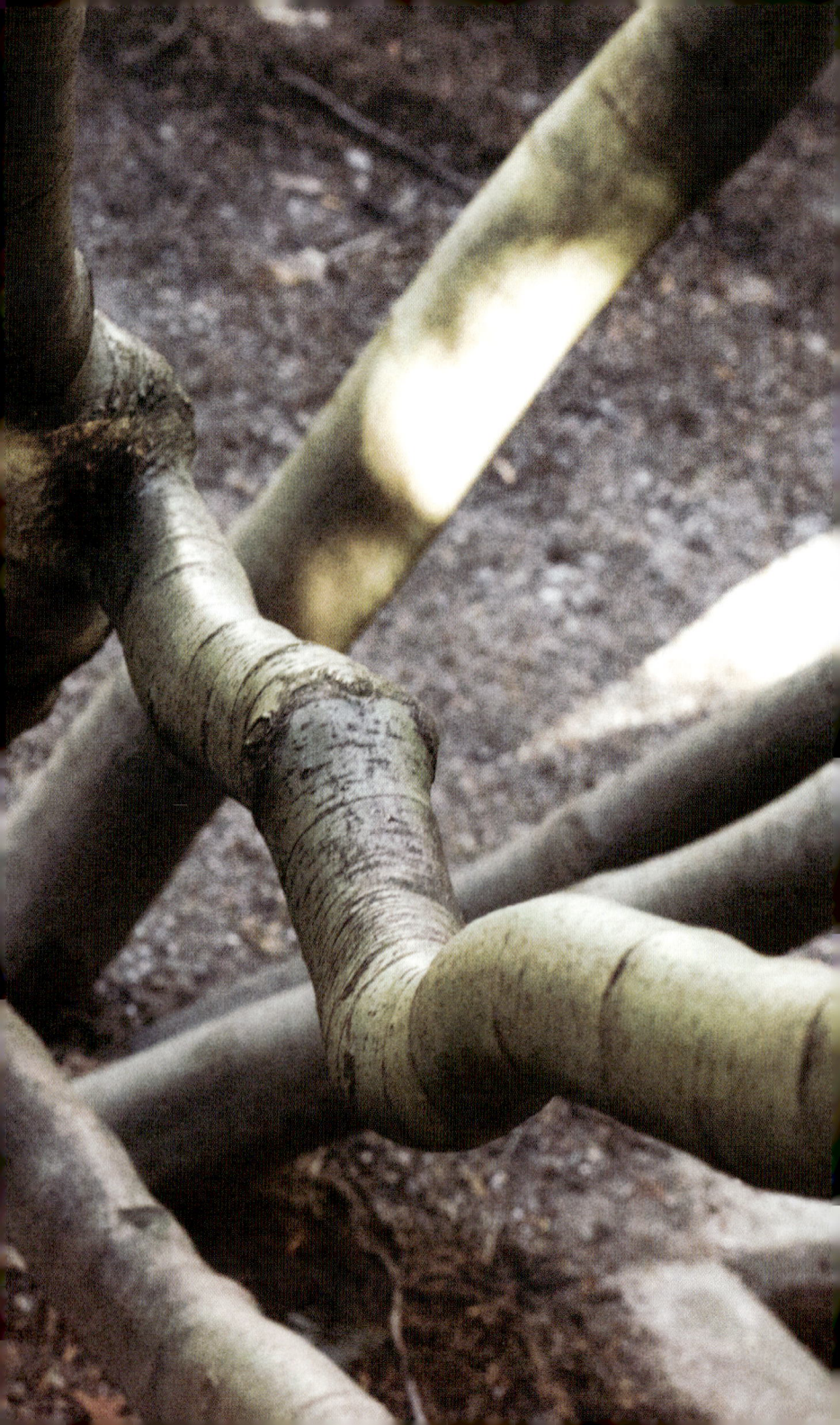

20. RESPIRAR CON UNA SUPOSICIÓN ERRÓNEA

Una suposición o conjetura errónea es una creencia, idea o interpretación equivocada de algo.

Siéntate y cierra los ojos, respirando suave y espontáneamente, inspirando por la nariz y espirando por la boca.

Ahora, concentrándote y contemplando las raíces de la ira que brotan de tus suposiciones erróneas o de tus conjeturas infundadas y de tu ignorancia, inspira.

Sonríeles a tus suposiciones erróneas y a tu ignorancia y espira.

Sigue buscando esas suposiciones erróneas que te han hecho sufrir y continúa con este ejercicio durante diez minutos.

Un toque de atención: ser consciente

No te conviertas en el estado de ánimo ni en la circunstancia que estés experimentando. Simplemente deja que pase por tu conciencia sin aferrarte a ello. Una conciencia que no juzga ve las cosas como son y las deja pasar. Considéralo como un proceso. Esa materia emocional a la que llamas «yo» en realidad no tiene mucho que ver contigo.

21. MEZCLANDO EL TRABAJO Y LA RESPIRACIÓN

Si vas a muchas reuniones de trabajo, puedes escribir RESPIRA en una tarjeta y dejarla en algún sitio en donde puedas verla.

Cada vez que te sientas inquieto, aburrido, impaciente, ansioso, o te des cuenta de que estás distraído, mira la tarjeta. Vuelve al presente y respira. Hazlo profunda y silenciosamente, inspirando por la nariz y espirando por la boca. La cuestión es concentrarse en la respiración.

> **Un toque de atención:** el equilibrio
>
> *Imagínate el centro de una rueda que le da cohesión a todos sus elementos e influye en su dirección y su velocidad manteniendo un equilibrio perfecto. Prueba esta afirmación: «Descanso en el seno de la tranquilidad y la armonía. Me siento sereno, satisfecho y feliz. Me refugio en la paz de mi centro y allí encuentro el equilibrio». Repítelo y créelo.*

22. RESPIRAR CON COMPASIÓN

Cuando veas a alguien que siente ira y sufre, haz este ejercicio.

Inspira y siente compasión por ese ser airado que sufre.

Espira, y deséale que deje de sufrir tanto y olvide su ira.

Repite durante cinco minutos.

> **Un toque de atención: la belleza**
>
> *Hay belleza en lo normal y lo cotidiano. Encontrar la belleza en lo corriente, y lo corriente en la belleza, es vivir el zen. La meditación cambia tu reacción negativa al estrés y elimina también tu reacción negativa hacia ti mismo, porque empiezas a ver las cosas como son: hermosas. Empiezas a apreciar la belleza y la maravilla de lo mundano.*

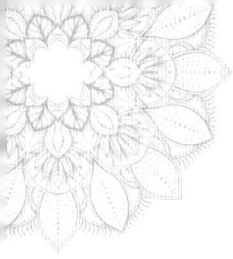

23. *PRANAYAMA* TUMBADO

El *pranayama* es la práctica formal del control de la respiración. Es una palabra en sánscrito, que significa «extensión de la respiración, la fuerza vital».

Ponte de pie, deja suelto el cuello, los brazos, y las manos y respira profundamente por la nariz.

Cierra los ojos y separa los pies alineándolos con las caderas. Deja que los brazos cuelguen sin esfuerzo.

Inspira profundamente por la nariz e inclínate a la derecha, espirando por la nariz.

Al terminar la espiración vuelve a erguir el tronco.

Ahora inspira profundamente e inclínate a la izquierda mientras espiras.

Al terminar la espiración vuelve a erguir el tronco.

Realiza este ejercicio diez veces por cada lado.

24. RESPIRACIÓN DEL TERCER OJO

Sentado cómodamente, cierra los ojos.

Concéntrate en la respiración. Puedes respirar normalmente o usar la respiración *ujjayi* (inspirar con ambas fosas nasales y espirar con una ligera constricción en la parte posterior de la garganta, creando un sonido susurrante, como el de Darth Vader).

Enfoca toda tu atención en el área del tercer ojo, justo entre las cejas.

Tienes que inspirar la energía desde la frente hasta la parte posterior del cráneo y al espirar invertir el recorrido.

Al hacerlo concéntrate en el tercer ojo y añade el sonido de tu respiración para crear una vibración o sensación física en la frente. Haciendo esto puedes crear *chi* (la energía vital en continuo movimiento inherente a todas las cosas) y sentir la esencia misma de la respiración, el *prana*.

Te recomiendo encarecidamente que practiques esta respiración del tercer ojo siempre que puedas durante tus actividades cotidianas. Notarás que estás mucho más presente.

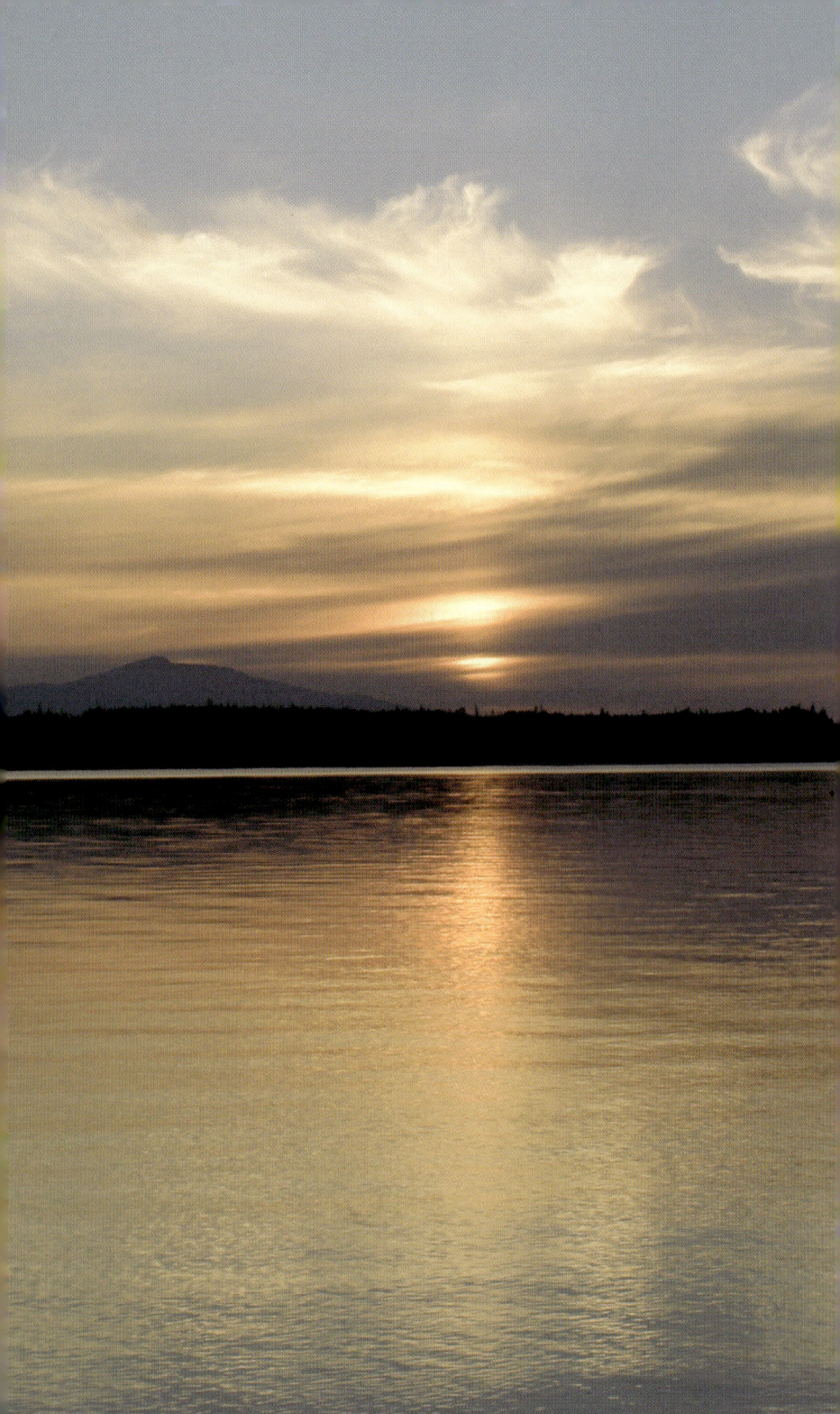

25. RESPIRACIÓN DE ZUMBIDO DE ABEJA

Siéntate y cierra los ojos. Respira varias veces de una manera concentrada y más profunda de lo normal. Deja que tu mente se centre y se tranquilice. Lleva la atención a tu interior mientras inspiras por la nariz. Asegúrate de que la inspiración es lenta y larga. Al inspirar contrae la glotis (la abertura entre las cuerdas vocales) emitiendo un ronquido.

Cuando hayas llenado los pulmones, mantén el aire tanto tiempo como te resulte cómodo hacerlo y luego espira por la nariz.

Cuando espires, hazlo por la nariz emitiendo un zumbido suave que nace en el paladar. Esta es la respiración del zumbido de abeja. Emite el zumbido suavemente con la boca cerrada y la mandíbula relajada. Sigue espirando hasta soltar todo el aliento.

Haz de ocho a doce respiraciones completas. Deja que el sonido vibre en tu cabeza.

Luego permanece sentado en silencio.

26. CONVIÉRTETE EN RESPIRACIÓN

Dedica un momento a sentirte como si fueras tu propia respiración. Deja de observarla y entra en ella con todo tu ser. Deja que la respiración te centre.

Al principio, sé la expansión y la contracción, sé el flujo y el reflujo de la respiración. Luego conviértete en la quietud misma de la que surge. Impréganate de esta quietud. Permítete ser la quietud que hay en tu centro. Permanece en ella durante cinco minutos o durante todo el tiempo que estés a gusto.

> **Un toque de atención: la mente de principiante**
>
> *Para cultivar la atención plena se requiere una mente de principiante: una mente que no juzga, una mente que es paciente, que confía, que no fuerza ni se aferra a nada, una mente que acepta. En la mente de principiante existen infinidad de posibilidades. En la mente de principiante apreciamos las cosas como si fuera la primera vez que las vemos. Cuando practicas la mente de principiante, te acercas a cada momento con una nueva mirada.*

27. PROFUNDA Y LENTA

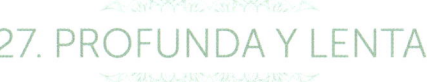

Una vez al día, siéntate o túmbate en el suelo y estírate conscientemente, permaneciendo en contacto con tu respiración. Siente la respiración recorriendo tu cuerpo.

Cuando notes una respiración profunda y lenta, puedes decir PROFUNDA al inspirar y LENTA, al espirar.

Haz este ejercicio durante cinco o diez minutos como mínimo.

Llamada de atención: la creencia

La causa del sufrimiento es el deseo. Deseo es querer algo que no tienes, querer que algo no sea como es o sentirte, de algún modo, insatisfecho con tu vida. El deseo es la creencia de que si las cosas fueran mejores, seríamos más felices; si se produjera ese cambio, si sucediera eso, si algo fuera distinto a como es ahora, la vida sería más agradable. Creamos mucho sufrimiento gratuito con esos relatos que nos contamos sobre lo que creemos que nos hará felices.

28. LA TÉCNICA *KAPALABHATI*

Kapalabhati consiste en alternar espiraciones breves y explosivas con inspiraciones ligeramente más largas y pasivas. Las espiraciones se generan por medio de fuertes contracciones de la parte inferior del abdomen que expulsan el aire de los pulmones. Las inspiraciones son reacciones a estas contracciones, que vuelven a llenar de aire los pulmones.

Siéntate y cierra los ojos. Inspira muy profundamente por la nariz y cuando sientas los pulmones completamente llenos, contrae el estómago de golpe y expulsa el aire por la nariz de una sola vez, rápida y enérgicamente.

El abdomen se mueve como un fuelle, contrayéndose al espirar. Repite entre tres y diez veces completando un círculo de espiración-inspiración cada segundo o cada dos segundos.

Al final respira profundamente dos o tres veces para normalizar la respiración.

Cuando domines el ejercicio de contraer y soltar la parte inferior del estómago, podrás incrementar el ritmo a dos ciclos de espiración e inspiración cada segundo, o llegar a realizar de treinta a cien ciclos.

29. LA MENTE COMO GUARDIÁN

Convierte a tu mente en un guardián. Un guardián advierte la entrada y salida de quienes cruzan la puerta, pero no trata de fijarse en todos los detalles de cada uno.

Del mismo modo, cuando te concentras en sentarte y respirar, no deberías fijarte en todos los detalles de lo que estás sintiendo. Limítate a observar la sensación de inspirar y espirar en el borde de tus fosas nasales cuando el aire entra y sale por ellas.

Con la práctica de este ejercicio llegará un momento en que tu cuerpo y tu mente se volverán tan ligeros como si estuvieras flotando. Esto es un signo de concentración.

Practícalo durante cinco o diez minutos, o más, si lo consideras necesario.

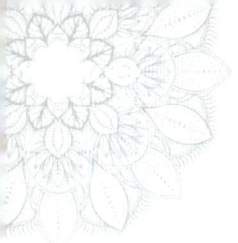

Un toque de atención: la calma

Practicar la calma unifica la mente, y esto hace que la mente se libere, se estabilice, se independice y se centre. Cuando practicamos la calma, cada momento puede servirnos para alcanzar el conocimiento, y a partir de ahí, surge la quietud. Aprende el arte de la aceptación, y a mantener ese espacio de calma en medio de cualquier circunstancia. Si tu mente permanece en calma e inalterable, podrás mantenerte apartado del ruido y el ajetreo mundanos, aunque estés en medio de ellos. Tu mente permanecerá serena y firme.

30. LLEGAR

Cada vez que llegues a casa, permítete a ti mismo llegar plenamente. Regocíjate.

Detente delante de la puerta y aprecia el momento de tu llegada.

Presta atención. Respira profundamente tres veces.

Observa el momento. Permanece despierto. Permanece atento.

Fíjate en lo que te rodea. Ahora abre la puerta y entra. Presta atención a donde pones las llaves y otros objetos.

Permanece así durante un minuto.

Un toque de atención: centrarse

Si tu mente se halla agitada, no estás sereno ni centrado. Accediendo a tu centro de calma y paz, podrás responder en lugar de reaccionar. Siempre que estés apegado a algo, como cuando piensas en el trabajo mientras juegas con tus hijos o escribes un correo electrónico cuando tu pareja está tratando de decirte algo, suéltalo y vuelve a tu centro. El secreto para vivir bien es «estar» presente en lo que «haces».

31. RESPIRACIÓN DE LIBERACIÓN PROFUNDA

Siéntate cómodamente. Inspira por la nariz y espira por la boca.

Al final de la espiración haz una pausa, espera paciente y conscientemente hasta que el cuerpo vuelva a inspirar. La inspiración es lenta y tranquila y a través de la nariz.

Al final de la inspiración, suelta el aire pausada y tranquilamente por la boca abierta, y luego haz una pausa, con la boca abierta y la mandíbula relajada. Espera hasta que necesites volver a inspirar.

En cada pausa deja que tu cuerpo se relaje profundamente y se suelte.

También puedes llevar el aliento a un área específica del cuerpo que requiera curación o relajación y luego, al espirar, desprenderte conscientemente de la tensión, relajándote aún más durante la pausa.

La respiración de liberación profunda funciona mejor al practicarla durante diez o más minutos.

32. INSPIRACIONES Y ESPIRACIONES IGUALES

Este ejercicio lo puedes realizar en cualquier momento y lugar; se trata simplemente de contar hasta cuatro al inspirar y volver a contar hasta cuatro mientras espiras.

Inspirando, siéntete feliz. Espirando, siéntete feliz.

Basta con respirar unas cuantas veces así, de forma relajada, para notar grandes cambios, pero trata de hacerlo durante cinco o diez minutos y obtendrás mayores beneficios.

Un toque de atención: el cambio

En la vida todo cambia. Con frecuencia el cambio no es como te lo imaginabas, y esto puede provocar enojo o frustración. No solo cambia aquello que quieres, también lo hacen tus deseos. ¿Puedes pensar en algún sufrimiento en tu vida cuya causa no haya sido el cambio? Cuando nos enfrentamos a los cambios con flexibilidad y sosiego, el resultado es que nos sentimos libres y felices. Las virtudes que cultivas en las épocas favorables son tu fortaleza cuando llegan tiempos difíciles.

33. RESPIRACIÓN CONSCIENTE CADA HORA

Pon el despertador o un reloj para que suene al principio de cada hora. Cuando la alarma salte, deja lo que estés haciendo y concéntrate en la respiración con toda tu atención durante sesenta segundos.

Concentrarse en la respiración es prestar atención a la calidad de esta en el punto donde sientes la sensación con más claridad, normalmente en las fosas nasales.

Si estás realizando alguna actividad que no puedes desatender, continúa con ella prestándole toda la atención que puedas a la respiración.

Practicar la respiración consciente es descubrir dentro de nosotros una isla en la que podemos encontrar refugio. Una isla de paz, seguridad, solidez, amor y libertad.

Sé una isla en tu interior. No tienes que buscarla en ningún otro sitio. La respiración consciente te ayuda a regresar a esa preciosa isla interior que es el fundamento de tu existencia.

34. DETENTE A OLER LAS ROSAS

Contempla la belleza de una flor. Detente a absorber su fragancia y sonríe.

Al inspirar, cuenta «uno, dos, tres, cuatro, cinco» y al espirar vuelve a contar hasta cinco.

Concéntrate en la flor mientras ocupas tu mente en contar la respiración para no distraerte. Permanece centrado en la flor todo el tiempo que puedas.

> **Un toque de atención:** el compromiso
>
> *Solo tienes que comprometerte a dar un paso. Cuando lo hayas dado, podrás comprometerte a dar otro. En cada paso, comprométete a ser considerado y sincero. De esta forma afirmarás tu compromiso con la no violencia y la compasión. Comprométete a estar despierto y consciente.*

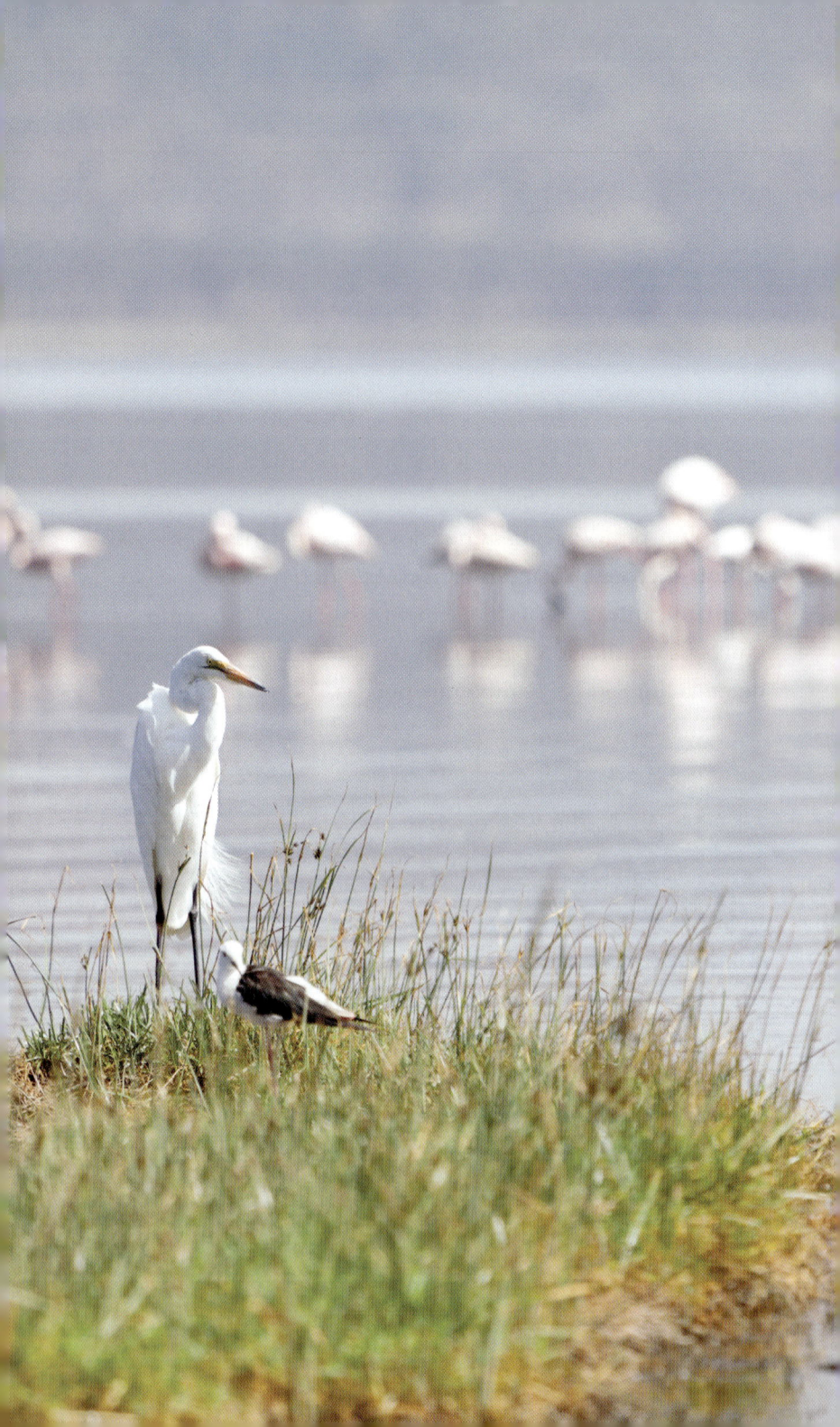

35. MEDITACIÓN CAMINANDO POR UNA HABITACIÓN

Cierra la mano derecha alrededor del pulgar formando un puño, colócala sobre el pecho y cúbrela con la palma de la mano izquierda manteniendo ambas palmas en ángulo recto. Ten los brazos en línea recta y el cuerpo erguido, y descansa la mirada sobre un punto a unos dos metros por delante de tus pies. Empieza a caminar con el pie izquierdo, de tal manera que el pie presione con fuerza en el suelo, primero el talón y luego los dedos. Mientras caminas lentamente por la habitación, cuenta las inspiraciones y las espiraciones

Camina con paso firme y sereno, con aplomo y dignidad.

Sigue caminando y respirando así durante unos cinco minutos como mínimo después de cada periodo sentado, o bien hazlo como un ejercicio separado durante quince o veinte minutos.

Un toque de atención: la compasión

Cuando comprendes que la naturaleza esencial del ser humano es compasiva en lugar de agresiva, tu relación con el mundo cambia inmediatamente. Ser consciente de esto te ayuda a relajarte, a confiar, a vivir a gusto y a ser más feliz. La compasión debería ser la nota dominante en tu pensamiento, en tus palabras y en tus obras.

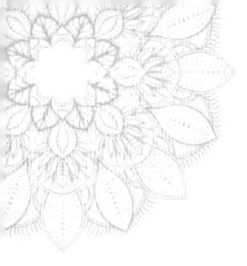

36. RESPIRACIÓN YIN PARA LOS RIÑONES

Ponte de pie con las piernas ligeramente flexionadas, casi como si estuvieras sentado en una silla.

Colócate las palmas de las manos o los dedos en la zona lumbar y respira lenta y plácidamente.

Esto suelta los músculos de la zona lumbar y la parte inferior del diafragma, además de limpiar y vigorizar los riñones.

La respiración yin es como una ola lenta. Empieza con la boca abierta. Deja que la respiración se vuelva más pausada.

Cuenta hasta cuatro al inspirar, haz una pausa contando hasta uno, al espirar cuenta hasta 4, y de nuevo haz una pausa contando hasta uno. En total cuentas hasta diez. No es necesario excederse.

De lo que se trata es de permanecer consciente de cada respiración. Procura realizar un ciclo de seis respiraciones por minuto. Cuando puedas lograr el sonido del mar de forma continua, prueba a hacerlo con la boca cerrada.

Efectuamos la respiración yin para practicar la atención plena. Cuanto más tiempo le dediques, mayores beneficios obtendrás.

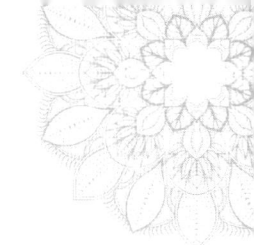

37. FLEXIÓN ANTERIOR

De pie, inclina la cabeza hasta tocar el pecho con la barbilla. Relaja la mandíbula, abre la boca e inspira profundamente por la nariz. Al espirar, hazlo por la boca.

Dobla gradualmente la espalda, vértebra a vértebra, con las rodillas flexionadas, tirando de la columna.

Tras unas cuantas respiraciones, haz presión con los pies y vuelve a alzar la columna. Asegúrate de tener las rodillas flexionadas al principio del movimiento y rectas cuando estés totalmente erguido.

Ahora gira la cabeza y mira sobre tu hombro derecho. Inclínate lentamente hacia ese lado y luego vuelve a erguirte. La cabeza, el cuello y los hombros son las últimas partes en alzarse.

Repite por el lado izquierdo.

Vuelve a hacer esta serie durante un total de tres ciclos.

38. ALARGAR LA RESPIRACIÓN

Para aliviar el cansancio, siéntate y respira como lo haces normalmente. Una vez que la respiración se haya vuelto más lenta y uniforme, haz una pausa tras la espiración. Disfruta de la tranquilidad.

Tras unos cuantos segundos sentirás la onda expansiva que señala que va a producirse otra inspiración. En lugar de inspirar inmediatamente, deja que crezca un poco más.

Sigue alargando la retención de la respiración durante diez o quince respiraciones. Luego, gradualmente, empieza a alargar también las inspiraciones. Esto puede ser más eficaz que una taza de café para ponerte otra vez en marcha.

39. RESPIRAR EN TRES PARTES-I

Siéntate cómodamente, con los ojos cerrados. Coloca la palma de una mano en el abdomen y la otra sobre el pecho, luego inspira llevando la atención al abdomen mientras cuentas hasta tres, después llevando la atención al pecho y contando hasta tres, y por último concentrándote en la garganta y contando, una vez más, hasta tres.

La respiración en tres partes consiste en exhalar todo el aire, y luego llenar el abdomen, la caja torácica y el área de la clavícula antes de volver a espirar.

Espira desde el abdomen contando hasta tres, desde el pecho contando hasta tres, y desde la garganta volviendo a contar hasta tres.

Observa atentamente el momento en que acaba una respiración y comienza la siguiente.

Haz este ejercicio nueve veces.

40. LLENAR Y VACIAR LOS PULMONES

Siéntate cómodamente. Mientras inspiras por la nariz, cuenta «¿uno, uno, uno?» hasta que los pulmones estén llenos de aire.

Mientras espiras, cuenta «¿dos, dos, dos, dos?» hasta vaciar de aire los pulmones.

Luego, mientras vuelves a inspirar, cuenta «¿tres, tres, tres, tres, tres?» hasta que los pulmones vuelvan a llenarse, y mientras espiras, cuenta «¿cuatro, cuatro, cuatro, cuatro?» hasta que se vacíen de aire.

Cuenta hasta diez y repite tantas veces como sea necesario para mantener la mente centrada en la respiración.

41. SOLO SENTARSE

Este ejercicio consta de dos fases: solo respirar y solo sentarse. Cuando domines el arte de concentrarte en tu respiración, podrás practicar el de convertirte en tu respiración.

Sumérgete por completo en las inspiraciones y espiraciones. No importa cómo respires, con respiraciones profundas o cortas. La cuestión es la respiración en sí, no cómo se realiza. Desapareces como observador separado y solo queda tu respiración. Tu respiración te respira.

Solo sentarse implica expandirse hasta abarcar todas las experiencias sensoriales: ver, oler, escuchar, pensar, tocar. En lugar de ser consciente de estas sensaciones o de prestarles toda tu atención, desapareces y lo único que permanece es la experiencia.

Solo sentarse crea un estado sosegado y equilibrado en el que hay más probabilidades de que broten ideas nuevas. Trata de llegar a practicar esta respiración durante veinte minutos.

42. APACIGUAR LA IRA

Siéntate y cierra los ojos. Respira a tu ritmo natural, no hay por qué cambiarlo. Di: «Al inspirar, calmo mi ira». Luego: «Al espirar, me encargo de mi ira». Con esto tu mente se alegra y se tranquiliza. Quizá necesites tiempo para apaciguar tu ira, así que sigue practicando este ejercicio durante todo el tiempo que te haga falta para alcanzar un estado de sosiego.

> **Un toque de atención: la concentración**
>
> *A medida que la mente se calma, se vuelve naturalmente más centrada. Cuando tu concentración sea más profunda, podrás empezar a entrenar la mente para llegar a la concentración total. La alegría que experimentas al vivir con una actitud generosa y ética favorece la concentración y la felicidad que esta conlleva. Buda llamó a este estado pureza mental. Cuando la mente permanece centrada y estable, sentimos una paz y una serenidad internas mucho más profundas y satisfactorias que la dicha que nos proporcionan los placeres de los sentidos. Esta clase de placeres, como comer un helado, te hace disfrutar, pero llega un momento en que te cansa. Por el contrario, la felicidad que viene de la concentración mental es refrescante. Te llena de energía. Nunca te cansas de ella.*

43. DEJA DE CRITICAR

Siéntate tranquilamente. Sé consciente de que estás inspirando. Sé consciente de que estás espirando.

Sé consciente de algo que estés criticando. Quizá te preguntes por qué alguien viste de la manera en que lo hace. Reflexiona en profundidad sobre tu crítica y su contenido. Sonríe con compasión al sufrimiento que causa todo esto.

Céntrate en el momento presente.

Inspira y recuerda que tu naturaleza es inherentemente buena, que tienes una enorme capacidad para estar en calma y sentir compasión.

Espira y olvídate de las críticas, sin acusarte a ti mismo creando así una nueva crítica.

Siéntate durante veinte minutos, empleando este tiempo para permitir que la respiración te ayude a abandonar las críticas.

> **Un toque de atención:** la consciencia
>
> *Cada cierto tiempo reflexiona sobre tu vida y descubre qué aspectos requieren una mayor atención y consciencia. Por ejemplo, procura consumir de una forma consciente. Comprométete a llevar a tu cuerpo y a tu consciencia únicamente productos que preserven la paz, el bienestar y la alegría.*

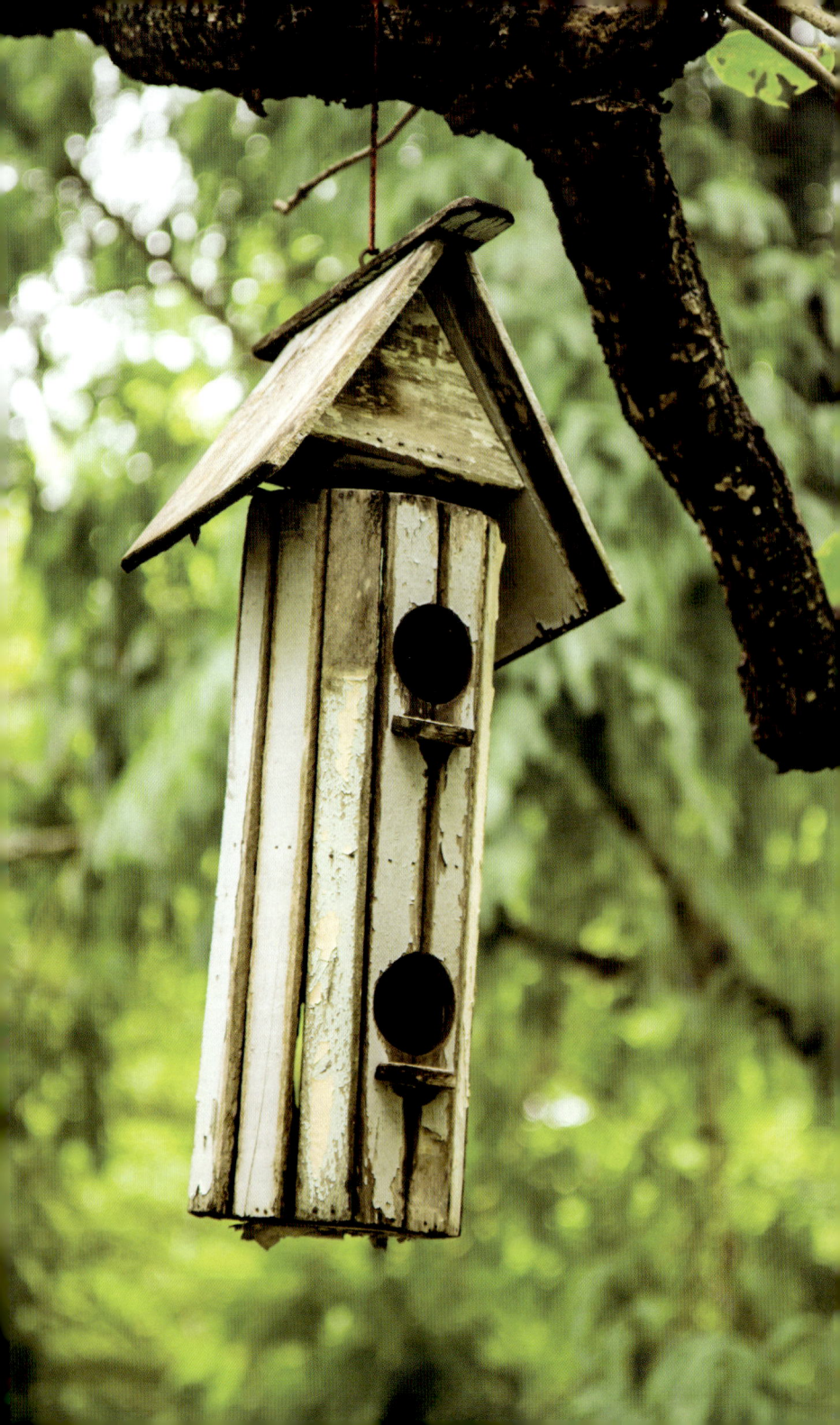

44. RESPIRACIÓN ENTONANDO

Entonar consiste en la creación de sonidos extendiendo una sola vocal para experimentar esos sonidos y sus efectos en otras partes del cuerpo. Entonando puedes experimentar inmediatamente los efectos del sonido en tu bienestar físico, mental, emocional y espiritual.

Esta respiración entonando se centra en los sonidos fundamentales U (enraíza, calma, relaja), E (energiza, despierta) y A (centra, expande).

Acuéstate boca arriba con las rodillas flexionadas. Relájate e inspira por la nariz.

Pronuncia las vocales U, E y A en sendas espiraciones; a continuación inspira y espira normalmente entre cada una de ellas. Di U, luego inspira y espira. Di E, luego inspira y espira. Di A, luego inspira y espira.

Incrementa gradualmente la longitud de los sonidos en la espiración hasta entre quince y veinte segundos. No la fuerces; procura respirar manteniendo una sensación de comodidad, apertura y calma.

Practica este ejercicio hasta llegar a hacerlo durante cinco o diez minutos.

45. RESPIRACIÓN SONRIENTE

Siéntate cómodamente y cierra los ojos. Al inspirar de forma espontánea, sonríe y siente cómo se expande el abdomen con la amplitud de tu respiración sonriente. Sientes calidez en el abdomen.

Espira suavemente por la boca mientras sonríes. La sensación de amplitud se extiende a los huesos, órganos y tejidos. Tal vez incluso sientas cómo las tensiones internas y las toxinas salen de ti con la espiración.

Puedes salir de un estado negativo de ánimo, o eliminarlo, empleando la respiración sonriente. Los taoístas dicen que cuando sonríes, tus órganos segregan un líquido parecido a la miel que nutre todo el cuerpo.

Practica la respiración sonriente durante diez o quince minutos.

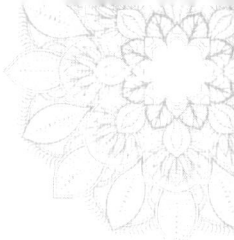

46. DETENTE

¡Detente! Cada cierto tiempo, simplemente deja lo que estés haciendo y respira, fijándote en todo lo que te rodea. Empieza diciendo «detente» y cesa tu actividad.

Abre los sentidos a tu entorno.

Respira lenta y profundamente.

Al inspirar, crea espacio en tu mente y en el entorno.

Al espirar, imagina que el tiempo se extiende. Sigue practicando este ejercicio, alargando cada vez más la espiración.

Quédate totalmente tranquilo disfrutando el momento.

Tras un par de minutos, reanuda tu actividad con la mente más sosegada.

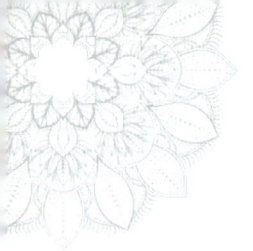

47. INSPIRAR ENERGÍA

Sentado o de pie, respira hondo.

¿Dónde sientes la respiración?

¿Cómo es tu respiración?

Vuelve a respirar profundamente e imagínate que estás atrayendo tu energía hacia tu cuerpo. De inmediato te sentirás más enraizado, centrado y poderoso.

Este es un ejercicio rápido, pero muy útil.

> **Un toque de atención: la satisfacción**
>
> *La satisfacción no surge de hacer ni de tener, sino de ser. El sufrimiento viene del anhelo y la aversión. Sufrirás si esperas que los demás colmen tus expectativas, si quieres gustarle a la gente, si no consigues lo que deseas, etc. El hecho de conseguir lo que deseas ni siquiera te garantiza la satisfacción y la felicidad. En lugar de luchar constantemente para lograr lo que quieres, trata de no necesitarlo. La necesidad te priva de la satisfacción y la felicidad.*

48. RESPIRAR PARA SER CONSCIENTE DE LA MENTE

Siéntate con los ojos cerrados. Respira espontáneamente.

Di: «Al inspirar, soy consciente de mi mente. Al espirar, soy consciente de mi mente».

Esto significa que tan pronto como un pensamiento empiece a brotar en la mente, deberías respirar e identificar esa creación mental.

Identificar una creación mental con la ayuda de la respiración consciente significa reconocer y aceptar esa creación mental e identificarte con ella. No estás aferrándote a ella ni expulsándola. Estás aprendiendo a observar algo que entra en tu mente y a limitarte a identificarlo. Esto desarrolla la aceptación y la atención plena.

Practica durante diez minutos como mínimo.

Un toque de atención: la contribución

Lo que te hace feliz probablemente será también una valiosa contribución al mundo. ¿Cuál ha sido tu contribución al mundo que te haya hecho sentir más satisfecho? ¿Puedes ser todavía más útil? ¿Deberías empezar ahora?

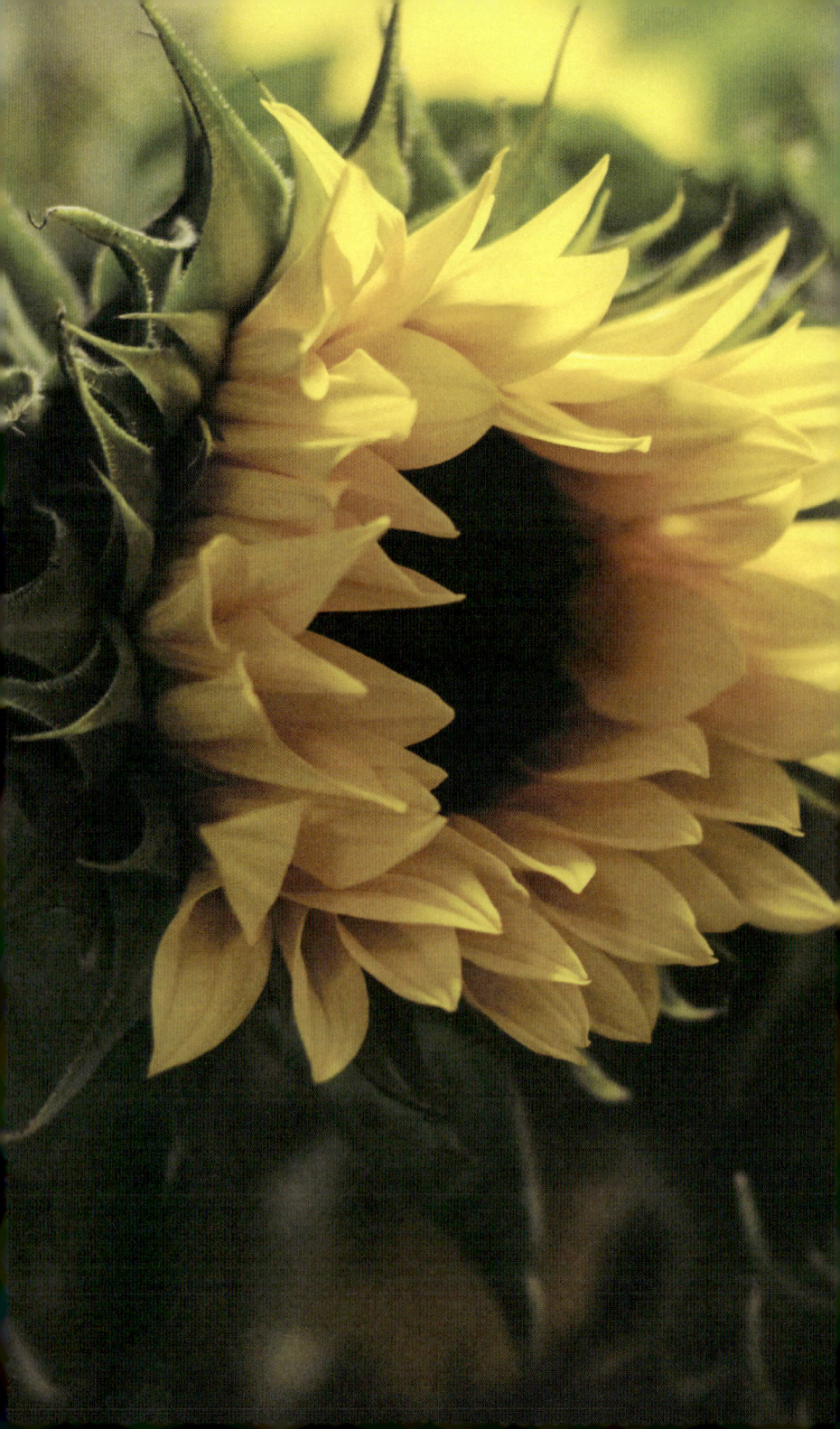

49. MORIR CON CADA ESPIRACIÓN

El miedo a morir puede mitigarse meditando sobre la muerte. Para hacerlo tienes que morir un poco con cada espiración. Pensar en la muerte es desperdiciar el presente, por eso un ejercicio que te haga más consciente del momento presente te hará sentir más vivo.

Muere en el momento con cada espiración.

No importa lo que estés sintiendo, olvídalo. Olvídate de tratar de controlar la mente.

Con cada respiración perdona a los demás. Perdona a quienes te hicieron daño en el pasado y también a los que aún están contigo. Perdónate a ti mismo.

Acepta a los demás tal y como son. Acéptate incondicionalmente a ti mismo. Acepta las cosas como son y siente la libertad que te brinda la ausencia de deseo. Cada momento es el único momento que de verdad tienes.

Este es un ejercicio muy importante que deberías practicar durante quince minutos.

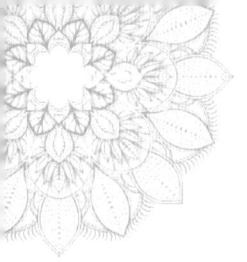

¡RESPIRA!

50. EMPUJA LA MONTAÑA

De pie con los brazos a los costados y los ojos cerrados, inspira profundamente por la nariz y contén la respiración en el abdomen mientras cuentas hasta diez. Luego espira también por la nariz.

En la segunda respiración, inspira lenta y profundamente por la nariz y da un paso hacia delante con la pierna izquierda.

Al inspirar levanta las manos, flexionando los codos de manera que las palmas estén a la altura del pecho mirando hacia el frente. Contén la respiración mientras cuentas hasta diez.

Al espirar, tensa los músculos de los hombros, la espalda, los brazos y las manos. Empuja hacia delante con las palmas abiertas, imaginándote que hay una montaña enfrente de ti y que la desplazas con la fuerza de tu empuje. Mantén esta postura mientras cuentas hasta diez.

Inspira y da un paso hacia delante con la pierna derecha llevando otra vez las palmas hacia el pecho mientras cuentas hasta diez.

Cuando llegue el momento de espirar, vuelve a empujar la montaña.

Haz este ejercicio un máximo de diez veces.

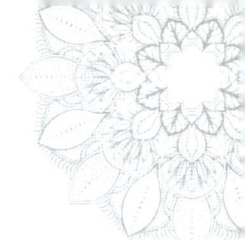

51. RESPIRA EN LA PLAYA

Imagínate que estás en la playa.

Con cada inspiración siente el calor del sol y el roce de la brisa. Deja que tu respiración siga el ritmo de las olas. Siente cómo la tensión sale de tu cuerpo con cada espiración.

Si practicas la respiración *ujjayi* (contraer ligeramente la parte posterior de la garganta para crear un sonido susurrante al respirar), esto también te tensará los músculos del estómago, y te ayudará a expulsar el aire que te queda en los pulmones. Otros métodos que puedes usar para aumentar la espiración son tocar un instrumento de viento, hacer pompas de jabón o cantar. Disfruta de esta respiración renovadora entre diez y veinte minutos.

Un toque de atención: cocinar

Un cocinero feliz elabora comidas llenas de felicidad. Cocinar no es solamente preparar los alimentos, es una forma de expresión. Concédete todo el tiempo que necesites para preparar tu comida. Cocina sin pensar en nada y sin esperar nada. ¡Simplemente hazlo!

52. RESPIRACIÓN PURIFICADORA-I

Inspirando por la nariz, siente cómo el aire te entra por las plantas de los pies. Inspira como si tuvieras que tirar del aire haciéndolo pasar a través de tus pies y de tu cuerpo, hasta expulsarlo por la boca, abierta.

Sigue con la purificación durante varias respiraciones, atrayendo el aire a través de los pies y de todo el cuerpo, y expulsándolo luego con calma y lentamente.

Imagina que estás limpiando toda la energía de tu organismo con la inspiración y que, al salir de tu cuerpo con la espiración, esta energía chisporrotea.

Continúa durante varios minutos.

Un toque de atención: el valor

Renunciar es aprender a dejar ir, y para esto hace falta valor. Tener el valor de permitir que un pensamiento pase por tu mente sin perseguirlo. Si alguien hace un comentario negativo sobre ti, dejarlo pasar. Nuestro corazón solo se libera cuando aprendemos a dejar ir con valentía.

53. TARAREAR

Sentado en una posición relajada con los ojos cerrados y los labios juntos, empieza a tararear. Hazlo tan alto como para que se empiece a crear una vibración por todo el cuerpo. Inspira y espira por la nariz. Puedes imaginarte un tubo o una vasija vacíos; su único contenido son las vibraciones de tu canto.

Llegará un momento en el que el tarareo proseguirá de forma automática y tú te convertirás en el oyente. Puedes cambiar el tono o mover el cuerpo suave y lentamente, si sientes ganas de hacerlo.

La segunda fase está dividida en dos secciones de siete minutos y medio. En la primera, mueve las manos, con las palmas hacia arriba, en movimientos circulares hacia fuera.

Empezando por el ombligo, las dos manos se mueven hacia el frente y luego se separan para hacer dos grandes círculos iguales entre sí, a la izquierda y a la derecha. El movimiento debería ser lo suficientemente lento como para que en algunos momentos pareciera que no hay ningún movimiento. Siente que estás mandando energía al universo.

Tras siete minutos y medio, comienza la segunda fase: gira las palmas de las manos hacia abajo y empieza a moverlas en el sentido contrario. Ahora las manos se juntan sobre el ombligo y se separan a ambos lados del cuerpo. Siente que estás absorbiendo energía.

Luego siéntate totalmente tranquilo y en silencio durante dos minutos, inspirando y espirando espontáneamente, antes de reanudar tus actividades cotidianas.

54. RESPIRAR CON EL AGUA

Ponte cómodo, sentado o de pie, y relájate. Llénate la boca de agua y mantenla ahí durante cinco minutos. Acuérdate de inspirar y espirar por la nariz.

Si eres consciente al inspirar y sonríes ligeramente mientras lo haces, relajas los cientos de músculos de tu rostro.

La combinación de tener agua en la boca, respirar conscientemente y sonreír creará una sensación agradable. Es sorprendente lo concentrado que estarás tras hacer esto.

Un toque de atención: la creatividad

Deja a un lado los juicios, las ideas preconcebidas, los miedos y todo lo que se interpone entre tú y tu creatividad. La creatividad es el producto de una mente clara y despejada. La resolución creativa de problemas funciona mejor cuando la mente está abierta a todas las soluciones posibles. Una manera eficaz de alcanzar rápidamente una solución creativa es practicar ejercicios de respiración controlada.

55. RESPIRAR CON TODO EL CUERPO

Ponte de pie y, al inspirar por la nariz, elévate lentamente sobre los dedos de los pies y al mismo tiempo levanta los brazos por delante de ti y por encima de tu cabeza, con las palmas mirando al frente.

Al espirar baja lentamente los brazos y los pies, volviendo a la posición inicial.

Haz esto durante unos cuantos minutos, mandando a todo el cuerpo la energía que conecta al cielo con la tierra. Enseguida experimentarás una sensación positiva por todo el cuerpo.

> **Un toque de atención:** la curiosidad
>
> *La curiosidad no es una de las virtudes clásicas, sino un signo de implicación mental e imaginativa en la vida, y uno de los pilares de la creatividad. Mantén la curiosidad y no tendrás nunca tiempo de aburrirte.*

56. DESPERTAR

Cada mañana, antes de levantarte de la cama, permanece tendido sin moverte durante cinco minutos.

Escucha, mira, huele, respira.

No juzgues; solo observa y respira conscientemente.

Trata de ser consciente del espacio que se va abriendo en tu respiración. Cuando este espacio se abra, fíjate en lo que le sucede a tu percepción de los sonidos que te rodean.

Deja que tu respiración te haga consciente del nuevo día.

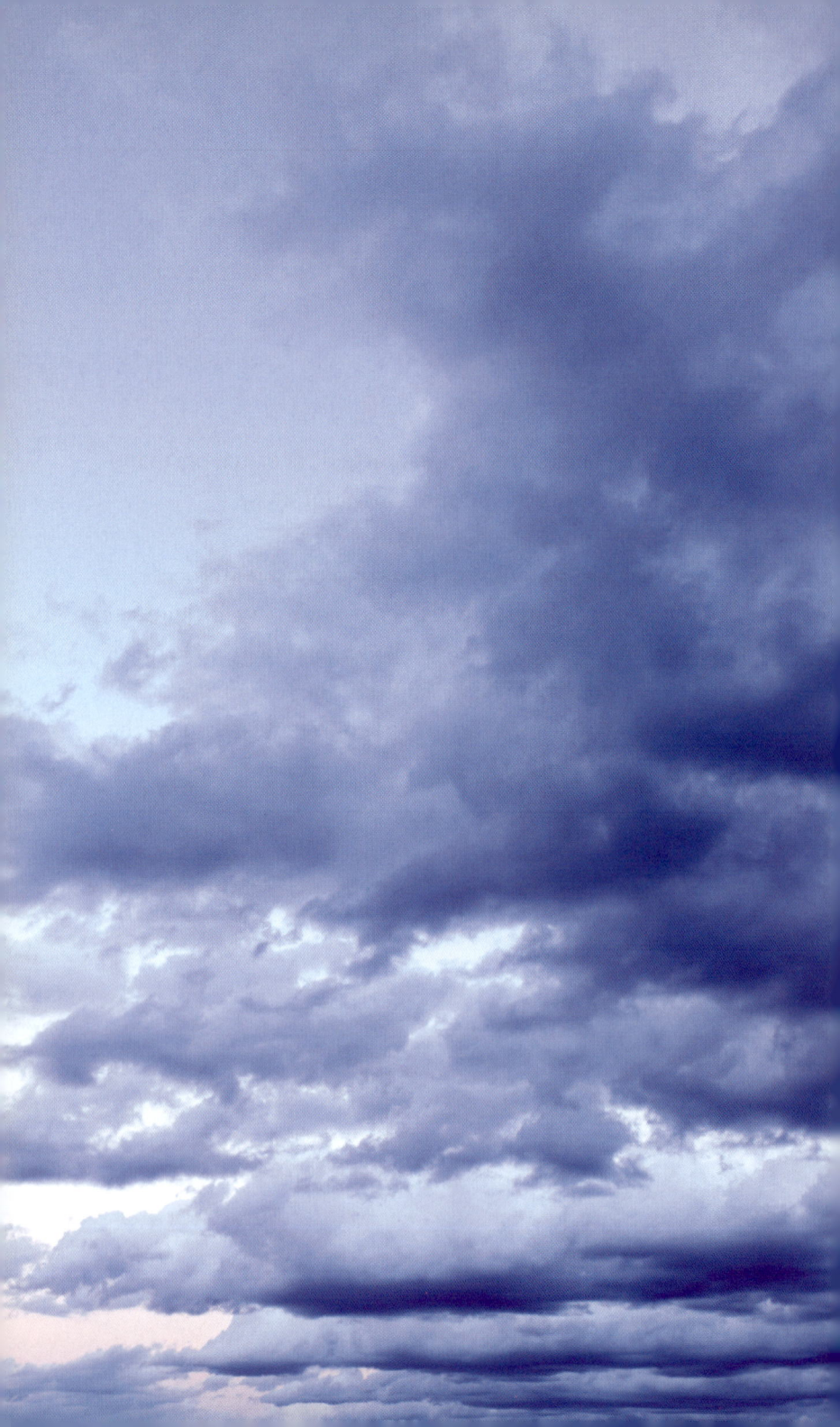

57. MEDITACIÓN DE UN MINUTO

Comprométete a meditar durante un minuto de cada hora a lo largo de todo el día.

Deja lo que estés haciendo y céntrate en tu respiración prestándole toda tu atención durante sesenta segundos. Respira normalmente. Relájate y concéntrate todo ese minuto.

La curación empieza con una respiración.

Un toque de atención: la ausencia de deseo

Renunciar a los anhelos, la dependencia y el apego lleva a la ausencia de deseo y es ahí donde empezamos a rozar el nirvana. Renunciar gradualmente al apego tiene su recompensa a la larga. Medita dejándote ir con cada espiración. Déjate ir y sumérgete de lleno en el presente. Deja ir las sensaciones que tengas. Olvídate de cualquier intento de controlar la mente. Respiración a respiración, perdona a los otros. Perdona a quienes te hirieron en el pasado y a los que aún siguen contigo. Perdónate a ti mismo. Acepta a los demás tal y como son. Acéptate incondicionalmente. Despréndete del deseo de controlar las cosas y acepta lo que te ha tocado vivir. Vuela libre. Disfruta de la libertad que brinda la ausencia de deseo.

58. COMER PRESTANDO ATENCIÓN

Aunque estés comiendo con otros que no lo hacen conscientemente, puedes detenerte de vez en cuando y mirar a tu alrededor, respirar y sonreír. Recuerda: la mayor parte de las veces probablemente tienes más hambre de aire que de comida. Practica inspirar y espirar centrándote en detener la respiración. Concéntrate en inspirar durante cinco segundos y luego espirar durante otros cinco segundos entre bocado y bocado. Inspirar y espirar mientras tomas los alimentos te entrena para prestar más atención al acto de comer al tiempo que llena tu cuerpo de oxígeno. Esto hace que disfrutes más, y con una mayor tranquilidad, del acto de comer y que te resulte más satisfactorio.

Agradece los alimentos y su origen. Agradece que tienes comida y que la compartes con otros.

> **Un toque de atención: la dignidad**
>
> *Habla de una manera que fomente la dignidad, el respeto y la sencillez. Cuando simplificas tu conversación, eliminando lo irrelevante, dotas a tus palabras de una mayor importancia, dignidad e intención. Antes de empezar a hablar acuérdate de expresar dignidad y respeto.*

59. RELAJACIÓN PROFUNDA ANTES DE DORMIR

Haz este ejercicio de meditación acostado en la cama y profundamente relajado. Al inspirar y espirar presta atención a cómo se va soltando todo tu cuerpo. Respira espontáneamente, relajándote cada vez más con cada inspiración y espiración.

Siente todas las partes de tu cuerpo en contacto con la cama en la que yaces.

Con cada espiración, siente cómo te hundes cada vez más profundamente en la superficie, desprendiéndote de toda la tensión y las preocupaciones, sin aferrarte a nada.

Envía amor y compasión a todo tu cuerpo. Siente gratitud por todas las células que lo componen. El oxígeno de cada inspiración las alimenta. Céntrate en calmar la respiración, concentrándote en su ritmo. Desarrollarás un ritmo natural y relajante que te acompañará hasta el sueño.

> **Un toque de atención: el empeño**
>
> *El empeño propicia la felicidad. La constancia y el empeño dan fruto en la gran mayoría de los casos. Los artistas saben que el empeño cuenta tanto, o más, que la inspiración. En palabras de Samuel Johnson: «Primero debemos aprender a hacer con empeño lo que un día esperamos hacer con facilidad».*

60. HAZ CIRCULAR LA ENERGÍA DE LA RESPIRACIÓN

Siéntate y cierra los ojos. Respira lentamente por la nariz.

Al inspirar, siente que estás absorbiendo aire a través de la mano izquierda y que este asciende por el brazo hasta llegar al cuello.

Al espirar, permite que la energía fluya desde el brazo derecho hasta la mano derecha.

Sigue con este ejercicio durante varias respiraciones, luego invierte el flujo de la derecha a la izquierda.

Ahora pasa a las piernas, inspirando por la pierna izquierda hacia arriba hasta llegar a la base de la columna y espirando por la pierna derecha hacia abajo durante varias respiraciones.

Luego invierte el sentido, subiendo por la pierna derecha y bajando por la izquierda.

Finalmente empieza a respirar por la base de la columna, inspirando la energía en sentido ascendente hasta la parte superior de la cabeza y espirándola luego a través de la cara, la garganta, el pecho, el abdomen, la base de la columna. Al espirar deberías sentir como si a través de ti fluyera una catarata.

A ser posible, practícalo durante tres ciclos.

61. RESPIRACIÓN DIAFRAGMÁTICA

Recuéstate y coloca los dedos en la base de la caja torácica. Relaja el cuerpo. Aprieta con las manos para crear un poco de resistencia. Empieza a dirigir la respiración hacia las costillas y a expandirla, abriendo las costillas a los costados contra la presión de tus manos.

Con cada respiración, los dedos se separan y luego vuelven a juntarse, como un acordeón. Mantén las manos en su sitio oponiendo una resistencia firme.

Repite durante diez ciclos y descansa, luego vuelve a hacer dos veces más los diez ciclos.

También puedes colocarte sobre el pecho una bolsa rellena de arena, arroz, o judías, de entre medio kilo y cuatro kilos y medio de peso. Esto es muy útil para fortalecer el diafragma.

Un toque de atención: la disciplina

Cuando sientas la tentación de comprarte otro jersey bonito teniendo el armario lleno, disciplina la mente. Ignora el pensamiento, distrae la mente, reemplaza ese pensamiento de avidez con otro generoso, reflexiona sobre la impermanencia de las prendas de vestir. Si aun así la mente sigue quejándose y gimoteando, puede que necesites ser duro contigo mismo. Oblígate a hacer algo útil. Se puede entrenar a la mente para enseñarle el desapego.

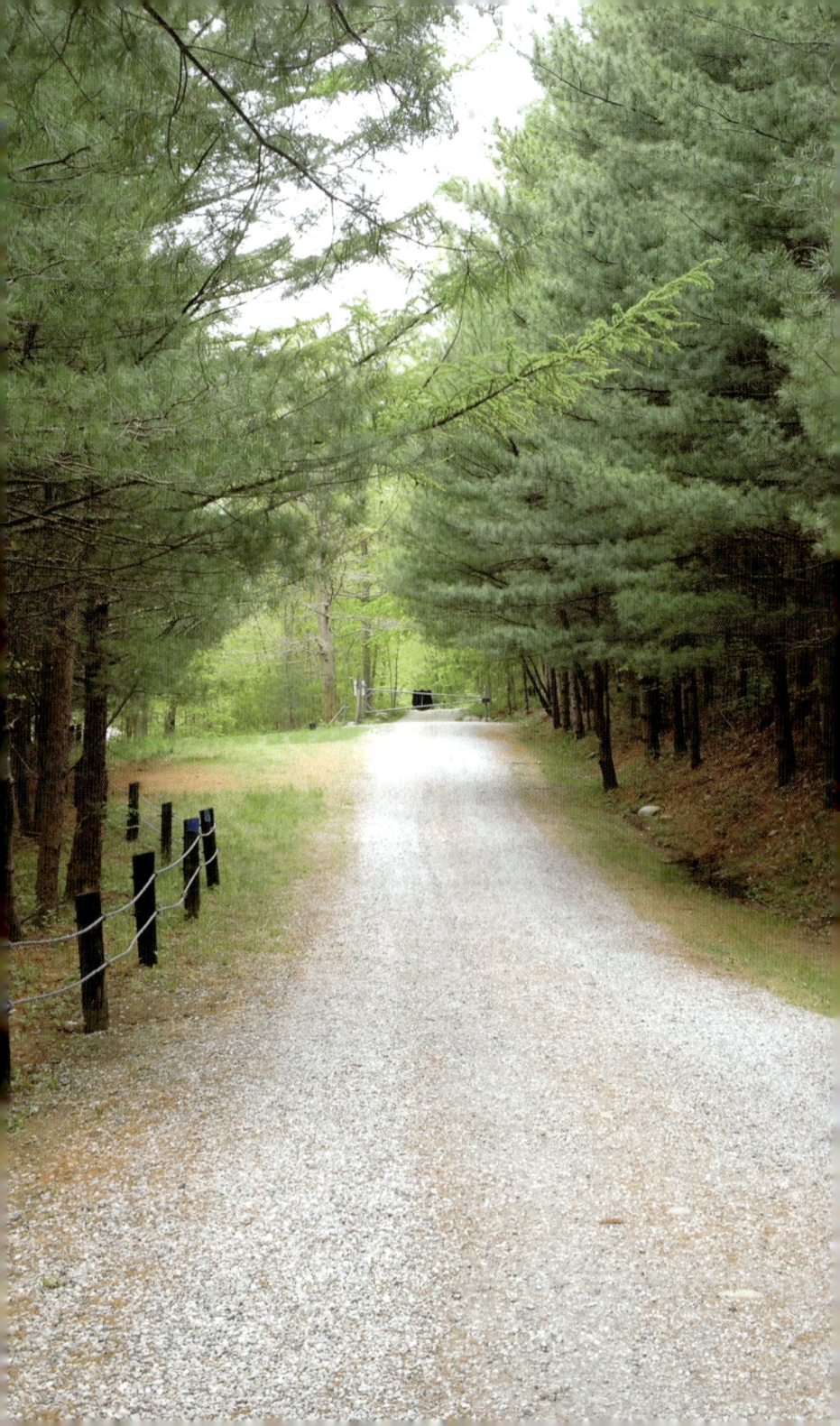

62. CORRER POR EL BOSQUE

Imagina que estás corriendo por un bosque oscuro. Apenas se ve nada, pero puedes sentir el camino de tierra bajo los pies y la espesura del bosque a tu alrededor. Ahora detente y respira profundamente unas cuantas veces. Vuelve a imaginar que estás corriendo.

Al hacer esto, visualiza que corres hacia un claro que hay delante de ti. El bosque se va abriendo y te rodea la brillante luz del mediodía.

Llegas al claro del bosque y descansas unos momentos. Internarse en la oscuridad del bosque y encontrar el claro le da brillo a la vida. Vuelve a hacer una pausa de treinta segundos y respira hondo varias veces de forma profunda y equilibrada.

Realiza este ejercicio durante diez minutos.

63. SONREÍR A LAS PARTES DEL CUERPO

Siéntate con los ojos cerrados y sé consciente cuando inspiras. Sé consciente cuando espiras. Esto te ayudará a concentrarte. Sé consciente de tus cabellos. Sonríeles. Respira espontáneamente.

Sé consciente de las plantas de tus pies. Sonríeles.

Céntrate en el ahora. Sé consciente de que este es el único momento en el que estás vivo.

Permanece así durante diez o veinte minutos, sonriendo a todas las partes de tu cuerpo.

Como dice Thích Nhat Hanh, a veces tu alegría es la fuente de tu sonrisa, pero a veces tu sonrisa es la fuente de tu alegría.

Un toque de atención: el esfuerzo

La felicidad no surge automáticamente. No es un don que la buena suerte nos concede y que cualquier revés de la fortuna nos quita de las manos. Depende totalmente de nosotros. Uno no se vuelve feliz de golpe, sino esforzándose pacientemente, día a día. La felicidad se crea, y eso requiere esfuerzo y tiempo. Para ser feliz tienes que aprender a cambiar.

64. RESPIRACIÓN TIBETANA PARA RECUPERAR EL EQUILIBRIO

Siéntate con las manos en las rodillas y cierra suavemente los ojos. Siente cómo tu cuerpo se relaja.

Mientras inspiras por la nariz, alza el brazo izquierdo formando un arco, luego flexiona el codo al llegar arriba y cierra la fosa nasal izquierda con el pulgar izquierdo.

Espira suavemente por la fosa nasal derecha. Al final de la espiración, vuelve a la posición inicial.

En una nueva inspiración, alza el brazo derecho en arco, luego flexiona el codo al llegar arriba y cierra la fosa derecha con el pulgar derecho.

Espira suavemente por la fosa nasal izquierda. Al final de la espiración vuelve a la posición inicial, sentado con las manos en las rodillas y los ojos cerrados.

Hazlo seis veces por cada lado.

65. RESPIRACIÓN DE GLOBO

Sentado o de pie, siente todo el espacio comprendido entre el ombligo, el hueso púbico y la zona lumbar.

Al inspirar, imagínate que un globo se está inflando en tu vientre. Nota la sensación, siente cómo el globo se expande hacia delante y hacia los costados. A medida que inspiras, se va expandiendo y agrandando.

Al espirar, el globo se contrae y tienes la sensación de que esta contracción empuja al aire y lo hace volver lentamente hacia arriba y atravesar tu nariz para salir al exterior.

Mientras efectúas este ejercicio, siente el movimiento del diafragma arriba y abajo al inspirar y espirar. Asciende con cada inspiración y desciende con cada espiración.

Sentirás la energía del calor en el abdomen. Practica este ejercicio entre cinco y veinte minutos.

66. RELAJAR LOS OJOS

Para realizar este ejercicio búscate un lugar con una iluminación tenue. Relaja los ojos.

Respirando con calma, mueve los ojos suavemente en todas las direcciones, luego detente y deja que se relajen en sus cuencas. Repite esto varias veces.

Al relajar los ojos, puedes relajar todo el cuerpo liberando así tu energía.

Un toque de atención: la empatía

Un aspecto importante de la empatía es apreciar los logros de los demás. Aprovecha cualquier oportunidad que tengas para celebrar el éxito con los amigos y la familia. No hace falta un pretexto mejor para un regalo sorpresa. Celebrar la alegría de los demás es un signo inequívoco de tener un espíritu magnánimo, algo que lleva implícita su propia recompensa.

67. SER CONSCIENTE DURANTE LOS DESPLAZAMIENTOS

Cuando te sientes en el coche, el autobús o el tren, respira tres veces. Presta mucha atención a la experiencia. Concéntrate en la respiración.

Mientras te desplazas, fíjate en lo que te rodea. Sé consciente del tiempo, de los otros vehículos, de la gente. Sé parte del viaje.

Sigue sentado tranquilamente, dejando que cada respiración te despeje la mente y te abra el corazón. Al llegar a tu punto de destino, dedica otro momento a estar tranquilamente sentado, dejando que cada respiración te despeje la mente y te abra el corazón.

Permanece presente. Ahora ya puedes seguir con tus actividades cotidianas.

Respirar te ayudará a liberarte. Te rescatará de las garras de tu pequeña mente.

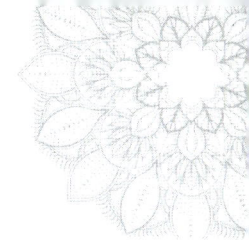

Un toque de atención: la energia

La mente está sometida a tormentas de energía que aparecen y desaparecen, provocando la desazón. Acéptalo y respira lentamente, de forma prolongada y consciente. La respiración relajada calma el cuerpo y asienta la mente. Los niveles de energía cambian en la mente del mismo modo que en el cuerpo. Acepta el estado de tu energía, sea cual sea. Mantén los ojos abiertos. Trata de utilizar la mente con precisión observando el principio y el fin de cada respiración.

68. ACTIVIDADES CON LA RESPIRACIÓN CONSCIENTE

Añade la respiración a tus actividades utilizando al principio un movimiento corporal lento y rítmico. Cuando estés leyendo, haciendo ejercicio o viendo la tele, tener presente la respiración en estas actividades te ayudará a volverte más consciente. A medida que el ritmo de la respiración disminuye para ajustarse a la actividad descubrirás que tu mente se va serenando. Te encontrarás relajado y concentrado al mismo tiempo. Realizarás tu actividad *en la zona*.[1]

Solo hace falta una respiración consciente para entrar en contacto con nosotros mismos y con lo que nos rodea. Cada vez que respires conscientemente seguirás en contacto contigo mismo y con lo que te rodea, respiración a respiración.

> **Un toque de atención: la ecuanimidad**
>
> *Una reflexión profunda nos permite mantener la calma en medio de cualquier circunstancia. Acepta que en esta vida todo es pasajero, que todos los seres están sujetos a su propio karma. Aceptar esto te permite encontrar el equilibrio, la ecuanimidad y la paz. Di: «Que sea capaz de aceptar las cosas como son. Que los cambios no perturben mi ánimo».*

---

1. N. del T.: estado mental de profunda relajación y concentración en el que todo fluye sin esfuerzo y rendimos al máximo de nuestras posibilidades. La expresión se utiliza especialmente en el campo de la creatividad y el deporte.

69. RESPIRACIÓN RÍTMICA

La respiración rítmica te da energía, te ayuda a relajarte y a aumentar la concentración.

Siéntate cómodamente con los ojos cerrados. Inspira por la nariz contando lentamente hasta ocho, contén la respiración contando hasta cuatro, espira por la nariz contando lentamente hasta ocho, y luego haz una pausa contando hasta cuatro.

Para algunos es más cómodo practicar la respiración rítmica con una cuenta más corta, y esto es aceptable. De manera que también puedes hacerlo así: inspira contando hasta cuatro, contén la respiración contando hasta dos, espira contando hasta cuatro, haz una pausa contando hasta dos.

Sigue durante diez minutos, si es posible.

Un toque de atención: el ejercicio

Sé consciente de tu necesidad de hacer ejercicio y respétala. Hacer ejercicio consciente significa implicar al cuerpo y la mente en la actividad que estés realizando –nada de libros, teléfonos, auriculares, etc.–. Utilizar en tu ejercicio físico las técnicas de atención plena que estás empleando puede llevarte antes a la zona y mantenerte allí durante más tiempo.

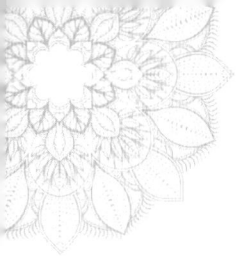

70. RESPIRACIÓN DEL LEÓN

Siéntate o arrodíllate con las piernas cruzadas e inspira profundamente por ambas fosas nasales contando hasta cuatro.

Mientras contienes el aliento, lleva la lengua hacia atrás hasta que toque el paladar.

Luego abre la boca todo lo que puedas y al mismo tiempo saca la lengua, llevando la punta hacia la barbilla. Abre bien los ojos, contrae los músculos de la parte delantera de la garganta y expulsa lentamente el aliento por la boca emitiendo el sonido AAAAH, un «rugido» humano. El aliento debe pasar por la parte posterior de la garganta.

Puedes rugir dos o tres veces. Luego cambia la forma de cruzar las piernas y repite otras dos o tres veces.

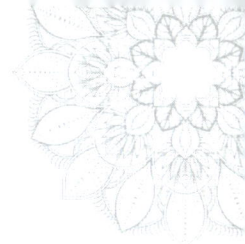

71. PASEO CALMANTE

Date un paseo por el lado tranquilo de la vida.[1] Si te sientes aturdido, pasea para despejarte. Respira normalmente sin pensar en la respiración. El ejercicio de respiración vendrá al final de tu paseo.

Imagina que en tu mente hay nubes y que se van abriendo. Contempla cómo se alejan dando paso a un cielo azul.

Al final del paseo, agita con suavidad la cabeza y respira profundamente tres veces. Siente la calma que te acompaña en estos momentos.

> **Un toque de atención: la fe**
>
> *La fe puede decidir el destino. Tu fe en las prácticas de atención plena, en la justicia infalible de lo que te ofrece este momento, te ayudará a atravesar muchas puertas que de otra manera habrían permanecido cerradas para ti. Fe significa creer en el proceso evolutivo de tu vida. Es estar dispuesto a dejar a un lado los miedos y los apegos y abrirse en cada momento a lo desconocido. Tienes que creer que es posible la paz interior, que ya eres perfecto, que no necesitas ser más de lo que eres.*

---

1. N. del T.: *take a walk on the quiet side of life*, referencia a la canción *take a walk on the wild side* (Paseando por el lado salvaje de la vida) de Lou Reed.

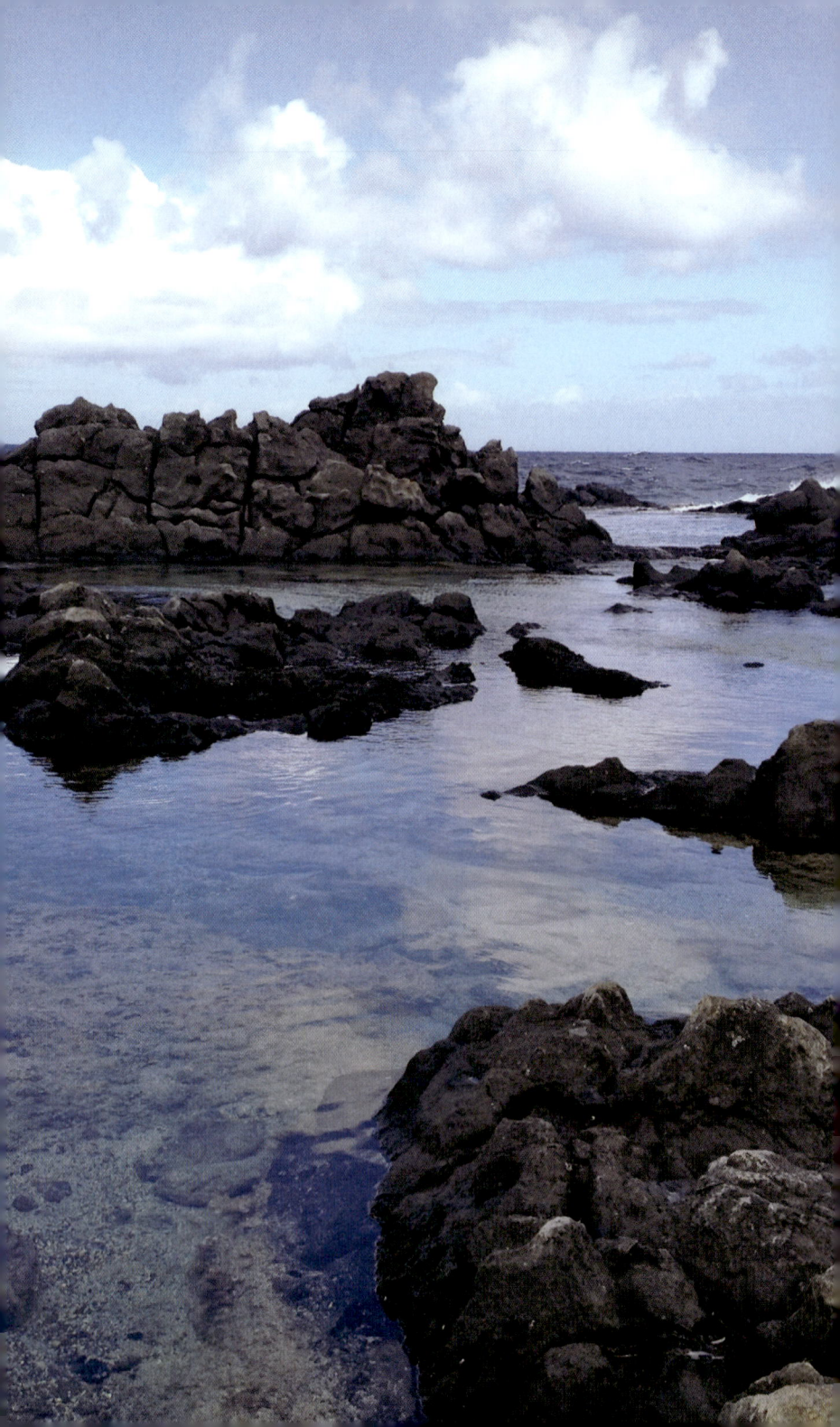

72. CAMPO DE VISIÓN

Respira profundamente con los ojos cerrados, inspirando y espirando con suavidad. Deja que se dispersen los pensamientos, sentimientos y preocupaciones que tengas. Suéltalos con cada respiración.

Luego abre los ojos y mira todo lo que se encuentra en tu campo de visión, seres y objetos, como si lo vieras por última vez. Aprecia la belleza y el valor incalculable de este instante, que es el único que tienes. Formas parte de él. Reflexiona sobre el hecho de que cada momento es como este.

Respira sintiéndote en el momento y permanece en él todo lo que puedas, entre cinco y veinte minutos.

Al terminar la meditación, mantén la claridad que has logrado mientras continúas con tu actividad.

Un toque de atención: la audacia

Nuestras dos emociones esenciales son el amor y el miedo, que en cierto sentido son cualidades opuestas. El miedo es, con frecuencia, lo que impide que nuestra capacidad de amar se desarrolle plenamente. El amor, por otro lado, puede desintegrar el miedo. El amor nos hace aproximarnos a alguien, el miedo nos hace rehuir el contacto. Descubre el amor y te volverás audaz. Ten la audacia de un héroe y el corazón amoroso de un niño.

73. PROLONGAR LA RESPIRACIÓN

Siéntate cómodamente durante cinco o diez minutos. Respira con suavidad siguiendo tu patrón habitual de respiración. Cuando empiezas a prestar atención a la respiración observarás cómo respiras *habitualmente*. Este ejercicio te ayuda a reconocer las posibles inhibiciones o limitaciones que caracterizan tu respiración habitual.

Luego prolonga ligeramente las inspiraciones y las espiraciones pero céntrate en respirar con fluidez y comodidad.

Es importante que solo alargues levemente la respiración, para que puedas pasar de tu respiración habitual a una natural. Encontrar tu respiración natural es como tumbarte sobre la hierba y contemplar tranquilamente cómo pasan las nubes. Respirar naturalmente te ayudará a sentirte descansado, equilibrado y satisfecho.

Este es un ejercicio para practicarlo muchas veces, para pasar a una respiración más natural. Aprender la respiración natural es una práctica continua. Cuanto más la practiques, más te acercarás a tu equilibrio natural y a tu estado natural de satisfacción.

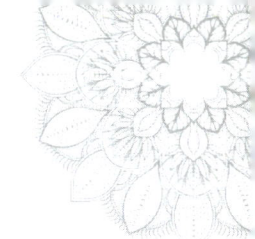

74. LA SONRISA INTERIOR

Cada vez que estés sentado sin hacer nada, relaja la mandíbula inferior y abre ligeramente la boca. Trata de respirar muy superficialmente y relaja todo el cuerpo. Aquí no se trata de respirar profundamente utilizando el diafragma, sino más bien de una respiración rápida y superficial a través de la garganta. Empieza a sentir una sonrisa en tu ser interno, más o menos en el estómago. Deja que esta sonrisa se extienda desde el interior por todo tu cuerpo. Ahora eres una gran sonrisa.

Puedes usar esta técnica en cualquier momento y puedes practicar la sonrisa interna en cualquier situación, mientras estás sentado, acostado, de pie, conduciendo o trabajando. Respirar conscientemente y sonreír aportará más atención y concentración a cualquier cosa que estés haciendo.

> **Un toque de atención: la flexibilidad**
>
> *La libertad y la felicidad se encuentran en la flexibilidad y en la tranquilidad con la que te entrentas al cambio. La meditación y los ejercicios de respiración te ayudarán a poner distancia entre tú y tus pensamientos. Con la práctica tu mente se vuelve flexible y dócil y ves con mayor claridad tu dirección en la vida.*
>
> *Las especies flexibles y adaptables sobreviven y prosperan mientras que las que son inflexibles terminan extinguiéndose.*

75. RESPIRACIÓN *HARA* (ABDOMINAL)

La respiración *hara* abdominal (especialmente cuando es lenta, profunda y larga), combinada con ciertas prácticas de atención plena dirigidas a centros específicos de energía, puede ayudarte a recibir las energías de la tierra, la naturaleza y los cielos. En la respiración natural, cuando inspiras, se forma una onda respiratoria en lo más hondo de la cavidad abdominal que fluye hasta la cabeza. Cuando espiras, la onda baja de la cabeza a los pies.

Para sentir tu centro de poder (*hara*), recuéstate en la postura de relajación. La respiración *hara* puede hacerse de pie, sentado o acostado. El *hara* se encuentra a unos cinco centímetros por debajo del ombligo. Es el centro físico y espiritual del cuerpo.

Cúbrete el ombligo con las manos. Respira suavemente, inspirando por la nariz, llenando de aire el abdomen, y concéntrate en el ombligo.

Al espirar por la boca, contrae los músculos abdominales. Tensa el abdomen todo lo que puedas.

Continúa hasta que sientas que la respiración sale desde lo hondo de tu *hara*. Cuando respires desde el ombligo, sentirás cómo el abdomen se expande y se contrae.

Respira profundamente y siente cómo el músculo del diafragma baja con la inspiración y asciende con la espiración. Realiza este ejercicio en cualquier momento, durante todo el tiempo que puedas, pero como mínimo entre cinco y diez minutos.

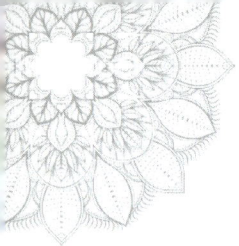

76. PAUSAS DE RESPIRACIÓN

Siéntate o recuéstate cómodamente. Puedes usar una silla, una esterilla o una cama.

Lo importante es que estés cómodo.

Céntrate en tu respiración. Observa las dos pausas en tu ciclo de respiración: una tras la inspiración y otra tras la espiración.

Presta especial atención a la pausa tras la espiración, ya que es una entrada importante para acceder a ese espacio amplio y curativo que se abre dentro de tu ser.

Practica este ejercicio durante diez minutos.

Un toque de atención: el fluir

Es mejor pasar la vida fluyendo de una actividad a otra que malgastarla entreteniéndose de una forma pasiva. Los ejercicios de respiración te ayudan a desarrollar la intención consciente de ir más allá de ti mismo y entrar en el flujo de la consciencia. Si algo te interesa, te concentras en ello, y si concentras la atención en algo, es probable que llegue a interesarte. Muchas cosas que al principio no te parecían interesantes ahora sí lo son porque te tomaste la molestia de prestarles atención.

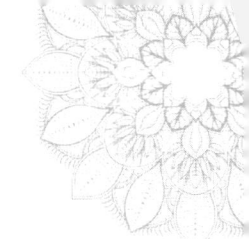

77. RESPIRACIÓN DE PODER

Siéntate e inspira profundamente por la nariz mientras levantas los brazos rectos por encima de los hombros.

Espira con fuerza por la nariz mientras acercas las manos a los hombros.

Repite estos movimientos tan rápida e intensamente como puedas durante un minuto.

Cuanta más fuerza y rapidez les imprimas a las respiraciones, mayor será el efecto que sientas.

Por último, respira profundamente una vez y contén la respiración durante todo el tiempo que puedas. Cuando dejes salir el aire, sentirás una energía renovada en la mente y en el cuerpo.

78. RESPIRACIÓN *KRAMA*

Krama significa «paso» o «fase», y este método de respiración puede aumentar tu sentido de la identidad llenando tranquila y gradualmente tu cuerpo de una fuerza vital fresca.

Siéntate y concéntrate en el coxis, con la columna tan recta como sea posible, como si una cuerda tirara de ti hacia arriba.

Vas a dividir tu respiración en tres partes. Inspira la primera parte del aliento desde el coxis hasta la zona superior de la pelvis, y luego contenlo.

En la segunda fase, siente como el aliento sube desde la pelvis hasta el espacio que hay detrás del corazón y contenlo levemente.

En la tercera parte de la inspiración siente cómo el aliento va desde el corazón hasta la coronilla y vuelve a contenerlo.

Espira, soltando el aire en una onda que va desde la coronilla hasta el coxis.

Repite tres veces. Con cada respiración completa siente la fuerza vital fresca llenando tu cuerpo.

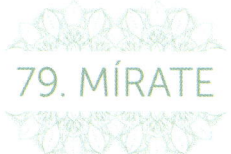

79. MÍRATE

Imagínate que estás enfrente de ti y te das cuenta de tu estrés, tu sufrimiento y tu insatisfacción. Sé compasivo contigo mismo.

Al inspirar, inspira el sufrimiento y llévalo a la esfera de luz de tu corazón.

Espira energía reconfortante y compasiva. Siente cómo la energía atraviesa todo tu cuerpo.

Termina este ejercicio para el estrés y la insatisfacción de tu vida. Cada vez que lo haces cambias el estrés y la insatisfacción por compasión.

Haz este ejercicio compasivo para ti mismo entre diez y veinte minutos.

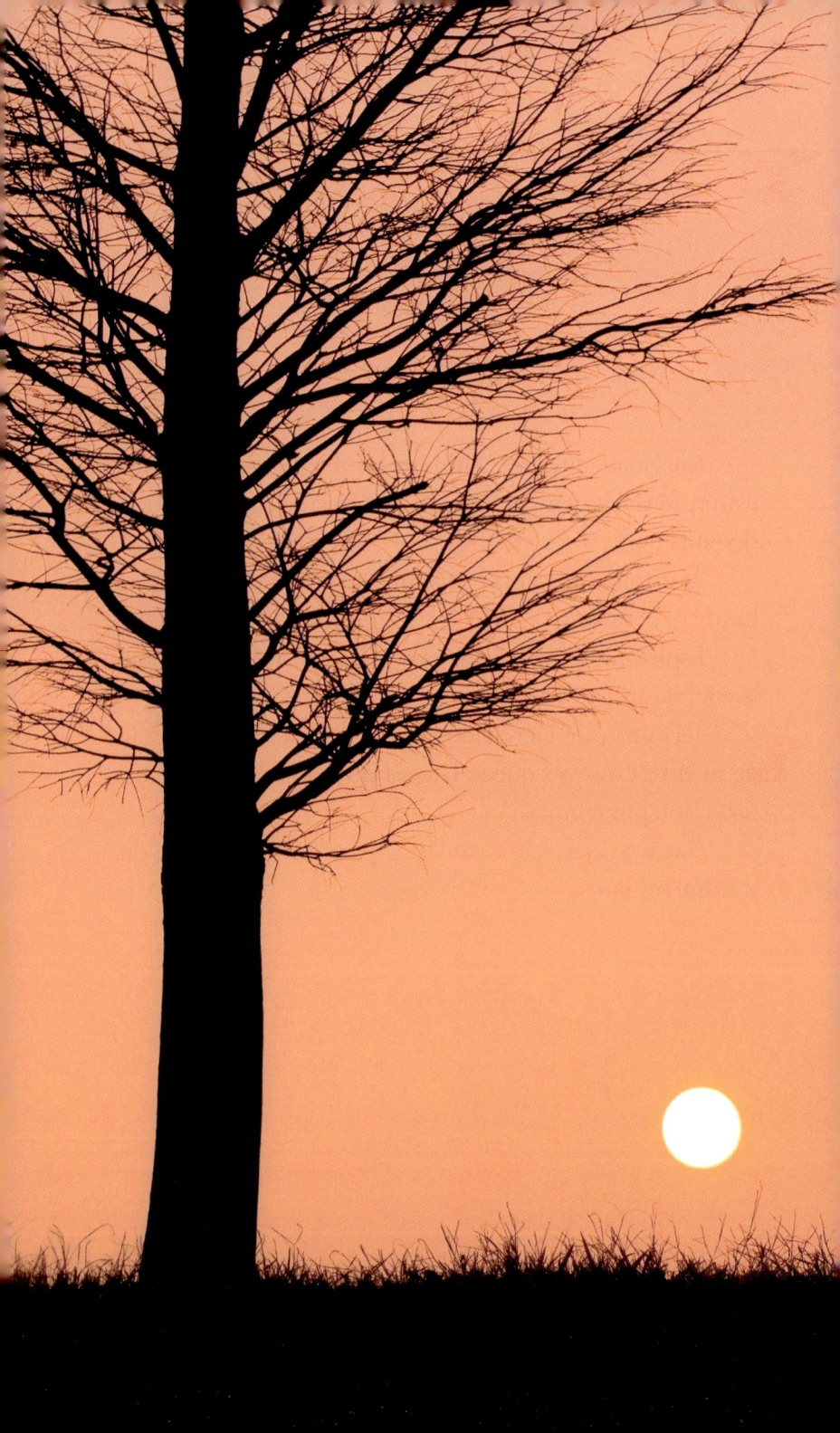

80. RESPIRAR CON TODO EL CUERPO

En cualquier posición que te resulte cómoda, trata de sentir cómo tu cuerpo entero participa en la respiración. Busca una posición cómoda. Cuando estés en ella, trata de sentir todo tu cuerpo participando en el acto de respirar, no solo el diafragma o la garganta, sino la totalidad de tu cuerpo.

Puede que al inspirar sientas en los pies una especie de burbujeo que se extiende por los tejidos y los órganos subiendo a lo alto de la cabeza. Disfruta esa sensación. Tu cuerpo entero está respirando.

Puede que al espirar sientas cómo se expande la energía interna de la respiración bajando hacia los pies. Siente el recorrido de la energía desde lo alto de la cabeza hasta llegar a los pies.

Sé plenamente consciente de esta respiración. Observa cualquier área a la que no llegue la respiración, o en donde no penetre. Deja que el aliento fluya a través de esas áreas con cada inspiración y espiración. Haz esto durante, al menos, unos diez minutos.

81. TRANSFORMANDO LA IRRITACIÓN

Todo el mundo se siente irritado de vez en cuando. Cuando te ocurra, no veas la irritación como un enemigo. No la dejes controlar tu vida.

Inspira por la nariz y espira por la boca poniendo atención. Cada vez que respiras te vuelves más consciente de la respiración.

No te hace falta acabar con la irritación sino, más bien, ser compasivo con ella, como si tuvieras un bebé en los brazos.

Este ejercicio de respiración te hace más consciente y así tu irritación se va transformando poco a poco. Tenemos que detenernos, prestar atención, respirar y transformar la ira en compasión.

Haz este ejercicio durante al menos cinco minutos.

82. RESPIRACIÓN DE TRIÁNGULO

Visualiza un triángulo.
Inspira por la nariz contando hasta cuatro.
Contén el aire en los pulmones contando hasta cuatro.
Muévete de un punto a otro en este triángulo durante tres o cuatro minutos.
Visualiza un triángulo y pasa de un vértice a otro durante el ejercicio. Continúa durante tres o cuatro minutos.

83. EJERCICIO CONSCIENTE

La próxima vez que hagas ejercicio proponte prestarle toda la atención que puedas a la respiración. Préstale atención a tu cuerpo cuando te mueves, y también a la respiración. Ya estés corriendo, caminando o realizando cualquier otro tipo de ejercicio, concéntrate en la respiración. Puede que cuando seas más consciente de ella la escuches con más claridad.

Si se interrumpe tu concentración en la respiración, observa qué es lo que te distrajo y luego vuelve rápidamente a centrarte en ella. No importa las veces que tengas que hacerlo. Lo importante es volver a centrarte en la respiración.

Trata de practicar esta respiración consciente durante al menos diez minutos, pero lo ideal es que la hagas a lo largo de todo el tiempo que dure el ejercicio físico.

> **Un toque de atención: la libertad**
>
> *La verdadera libertad es comprender que no hay nada a lo que aferrarse que nos pueda ofrecer una satisfacción duradera, lo que nos enseña que no hay ningún lugar al que llegar, nada que obtener y nada que ser. Cada momento de no deseo es un momento de libertad. La atención permite ese estado de no deseo. Cuando la atención es clara, cuando nos limitamos a observar, desaparece el deseo y en su lugar brota la libertad.*

84. ATENCIÓN A LOS CAMBIOS SUTILES DE LA RESPIRACIÓN

Siéntate cómodamente y observa que la respiración sufre cambios sutiles incluso en medio de su regularidad. Su ritmo y su profundidad pueden aumentar o disminuir.

Las sensaciones que produce la inspiración son de algún modo distintas de las que produce la espiración.

Relájate y deja que la respiración se vuelva espontánea; así podrás agudizar tu atención observando lo interesante y complejo que es el sencillo acto de respirar. Es nuestra fuerza vital; sin embargo, normalmente no le prestamos ninguna atención. Durante el transcurso de este ejercicio cambiamos esta realidad. Estamos apreciando las sensaciones y cambios sutiles que se producen al respirar.

Descansa arropado por el ritmo fluido de la respiración y nota sus constantes cambios sutiles entre cinco y diez minutos.

85. RESPIRAR CON EMOCIONES

Sé consciente de que estás inspirando. Sé consciente de que estás espirando.

Sé consciente cuando brota dentro de ti una emoción agradable. Abrázala como si fuera el más querido de tus hijos. Sonríele con alegría a tu felicidad.

Luego sé consciente del surgimiento de una emoción desagradable. Sé consciente de que no te gusta. Abraza a esta emoción como si fuera el más querido de tus hijos. Sonríele con compasión a tu sufrimiento.

Sé consciente de que ambas emociones surgen y se desvanecen. Acéptalo.

Permanece en el presente entre cinco y diez minutos.

Un toque de atención: la amistad

Relfexiona sobre lo que significa para ti la amistad y en lo que más valoras en un amigo. Piensa en lo que te gustaría ofrecer a otros como amigo. Los buenos amigos son una fuente excelente de felicidad y libertad. Nuestra sociedad se basa en la comunicación: nuestra cultura, nuestros sistemas, nuestras amistades, nuestro amor, todo lo que nos rodea. Pero, lo mismo que con el perdón, para llegar a ser un verdadero amigo de alguien primero tienes que ser amigo de ti mismo.

86. PAUSAS DE RESPIRACIÓN ENTRE PÁRRAFOS

Cuando estés leyendo, haz meditaciones breves, por ejemplo cinco segundos al final de una página o al final de un capítulo. Esto te mantendrá despierto mientras lees e impedirá que tengas que volver sobre algún párrafo porque no te estabas concentrando en las palabras. Es un ejercicio muy sencillo de respiración y puedes practicarlo durante toda la lectura.

Haz una pausa y respira conscientemente.

Luego sigue leyendo.

Además de esto, procura hacer una pausa cada media hora. Deja de leer, cierra los ojos durante aproximadamente un minuto y presta atención a tu respiración.

De vez en cuando, a medida que te vas acostumbrando, puedes dejar de leer durante un rato y dedicarte a meditar con la respiración.

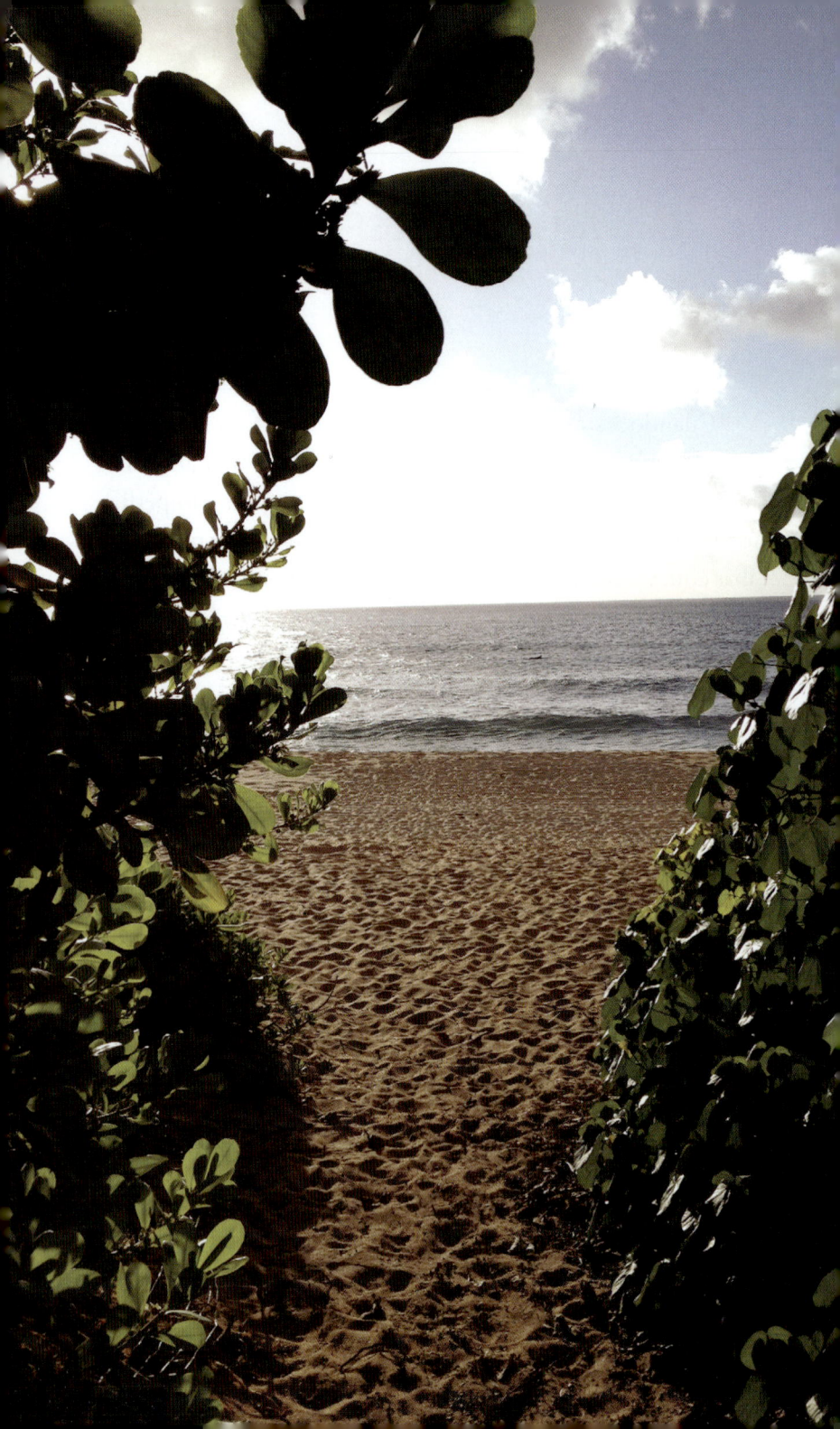

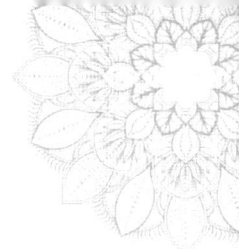

87. REÍR

Siéntate, relájate. Respira y sonríe. Siéntete feliz y en calma. Practica la meditación yóguica de la risa y la sonrisa. Sonríe. Sonríe más todavía. Sonríe como si estuvieras iluminado. Sonríe de oreja a oreja. Haz el payaso. Relaja tu mente. Pasa de la sonrisa a la risa. Ríete más. Sé feliz. Date cuenta de lo bien que sienta reír y ser feliz.

Fíjate en cómo te sientes al hacerlo. Imagina tu aspecto.

Puedes practicar esta meditación todo el tiempo que quieras siempre que te encuentres cómodo.

88. RESPIRACIÓN HA

La respiración HA es un ejercicio estupendo y rápido para realizar antes de las comidas.

Levántate. Inspira por la nariz, echa la cabeza hacia atrás, haz una pausa.

Luego espira por la boca emitiendo el sonido ¡HA!

Haz diez respiraciones rápidas de este tipo antes de cada comida.

> **Un toque de atención: la generosidad**
>
> Si cultivas sistemáticamente la generosidad con todos, harás muchas amistades, te querrá mucha gente y te sentirás relajado y en paz. La generosidad es dar, ceder, practicar el amor incondicional, tender la mano, abrir el corazón y la mente. Cada acto de generosidad va acabando lentamente con la codicia. Tan solo recuerda que la generosidad no consiste en dar «cosas» para que te lo agradezcan y te aprecien. Se hace desinteresadamente, sin esperar nada a cambio, ni siquiera las gracias. Por ejemplo, practicar la generosidad en las relaciones humanas significa confiar en el otro y permitirle disfrutar de un espacio de libertad y dignidad.

89. RESPIRACIÓN REFRESCANTE

Prueba esto dos veces al día, o con tanta frecuencia como sea necesaria en momentos estresantes. A esta respiración se la conoce también como *sitali pranayama*, que puede traducirse como «respiración refrescante».

Siéntate cómodamente en una silla o en el suelo, con los hombros relajados y la columna erguida.

Observa tu respiración con los ojos cerrados. Baja ligeramente la barbilla. Luego enrolla la lengua y extiéndela entre los labios. Inspira a través de esta entrada central.

Al inspirar suavemente, levanta la barbilla, despacio y sin forzar una postura incómoda.

Al final de la inspiración, lleva la lengua hacia dentro y cierra los labios. Contén la respiración mientras te sientas cómodo haciéndolo.

Luego espira suavemente por la nariz mientras bajas la barbilla hasta una posición neutral.

Es como beber un vaso de limonada fría en un día caluroso y sentir cómo tu cuerpo se refresca por dentro. Al inspirar, el aire entra en tu organismo y calma todas sus células.

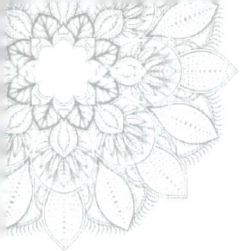

90. BOLA DE ENERGÍA

Siente ligeramente el vacío y vuelve a respirar, durante ocho o doce ciclos.

Sentado o de pie, observa tu respiración durante unos minutos. Asegúrate de que respiras con un ritmo equilibrado.

Luego coloca las manos sobre el abdomen y siente cómo la bola de energía que hay detrás del ombligo se expande cuando inspiras y se contrae cuando espiras. Deja que la bola de energía se extienda hasta el plexo solar, justo bajo el esternón.

Al espirar, siente cómo se contraen las áreas del plexo solar y el ombligo. Tu respiración se volverá más lenta.

Hazlo durante unos minutos.

> **Un toque de atención:** los objetivos
>
> *Trata de hacer menos y «sé» más. Deja de luchar tanto por tus metas y en lugar de eso empieza a centrarte cuidadosamente en ver y aceptar las cosas como son, momento a momento. No te esfuerces por alcanzar logros; olvídate de tu miedo al fracaso. Relájate y acomódate. Nada debería molestarte, solo déjalo pasar. Permite que la mente tensa, ambiciosa, siempre persiguiendo objetivos se relaje. Tu meta no es externa y distante. La propia senda que estás recorriendo es el objetivo.*

91. DESCANSAR EN LA PAUTA

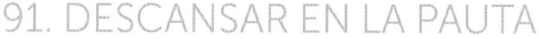

Cómodamente sentado o de pie, inspira y espira lenta y profundamente. Deja que la pausa entre la subida y la bajada de la respiración «capture» tu atención.

Entrégate a esa pausa como si te dejaras caer en los brazos de alguien a quien confiarías tu vida.

Advierte que en la pausa no hay pensamiento, ni sensación, solo tranquilidad.

Esta es la raíz de la respiración. Es amplia y expansiva. Permítete convertirte en esta tranquilidad, esta expansión. La tranquilidad siempre ha estado presente en tu interior, esperando a que la descubrieras.

Practica con asiduidad este ejercicio hasta convertirlo en una costumbre, como mínimo cinco minutos cada sesión.

92. APAGAR LOS ANUNCIOS

Durante las pausas publicitarias de la televisión, apaga el volumen y respira unas cuantas veces de forma consciente. Nada complicado, solo unas respiraciones conscientes durante uno o dos minutos. Concéntrate en cada respiración. Relaja el cuerpo y sigue el ritmo espontáneo que surge de esta respiración consciente. Cuando los anuncios terminen, puedes seguir con lo que estabas viendo.

> **Un toque de atención: la gratitud**
>
> *La felicidad no es un destino al que se pueda llegar, ni es posible adueñarse de ella, ganársela o consumirla. Lo que sí podemos hacer es apreciarla. La felicidad es la experiencia espiritual de vivir cada minuto con amor, armonía y gratitud. Siente gratitud por todo, incluso por las emociones negativas, por el potencial que encierran para despertarte.*

93. MEDITACIÓN DE ESCUCHA BÁSICA

Siéntate cómodamente. Deja que los ojos se te cierren con suavidad. Invita al cuerpo a relajarse y a soltarse sobre el suelo o en un cojín. Déjate ir y acepta la inactividad de la meditación.

Vuélvete receptivo a la respiración y escúchala. Respira por la nariz. Siente el aire al entrar y salir de las fosas nasales. Siente cómo suben y bajan el pecho y el abdomen. Deja que tu atención se asiente en los sonidos que te rodean.

Céntrate en la respiración y escucha. Durante veinte minutos, fíjate en los matices sutiles de los sonidos.

Mientras abres suavemente los ojos, proponte llevar contigo esta atención plena a cualquier actividad que vayas a realizar a partir de ahora.

94. RESPIRACIÓN DE BOMBEO

Tumbado en el suelo, con las rodillas ligeramente separadas, relájate con unas cuantas respiraciones abdominales profundas.

Inspira por la nariz hasta que el abdomen se hinche como un globo. Contén la respiración. Y mientras tanto aplana el abdomen y la espalda, llevando el globo de aire hacia el pecho sin dejar salir el aire.

Luego aplana el pecho, empujando otra vez el aire hacia el abdomen mientras arqueas la espalda. Sigue con este movimiento de bombeo hasta que necesites tomar un descanso. Cuando tengas que espirar, hazlo por la boca.

Haz diez rondas de este ejercicio.

95. LAVAR A MANO

Al lavar a mano la ropa o los platos, hazlo relajadamente. Respira de forma natural y constante.

Presta atención a cada movimiento, al detergente y al agua. Tu cuerpo siente el aire más del noventa por ciento del tiempo. Ahora estás tocando y sintiendo el agua. Vuélvete totalmente consciente de las sensaciones de tocar el agua.

Mantén una media sonrisa y sigue con tu respiración. Si te distraes, presta atención a la respiración sonriendo ligeramente. Con esto volverás a concentrarte.

Cuando hayas terminado, deberías sentirte tan limpio como la ropa o los platos.

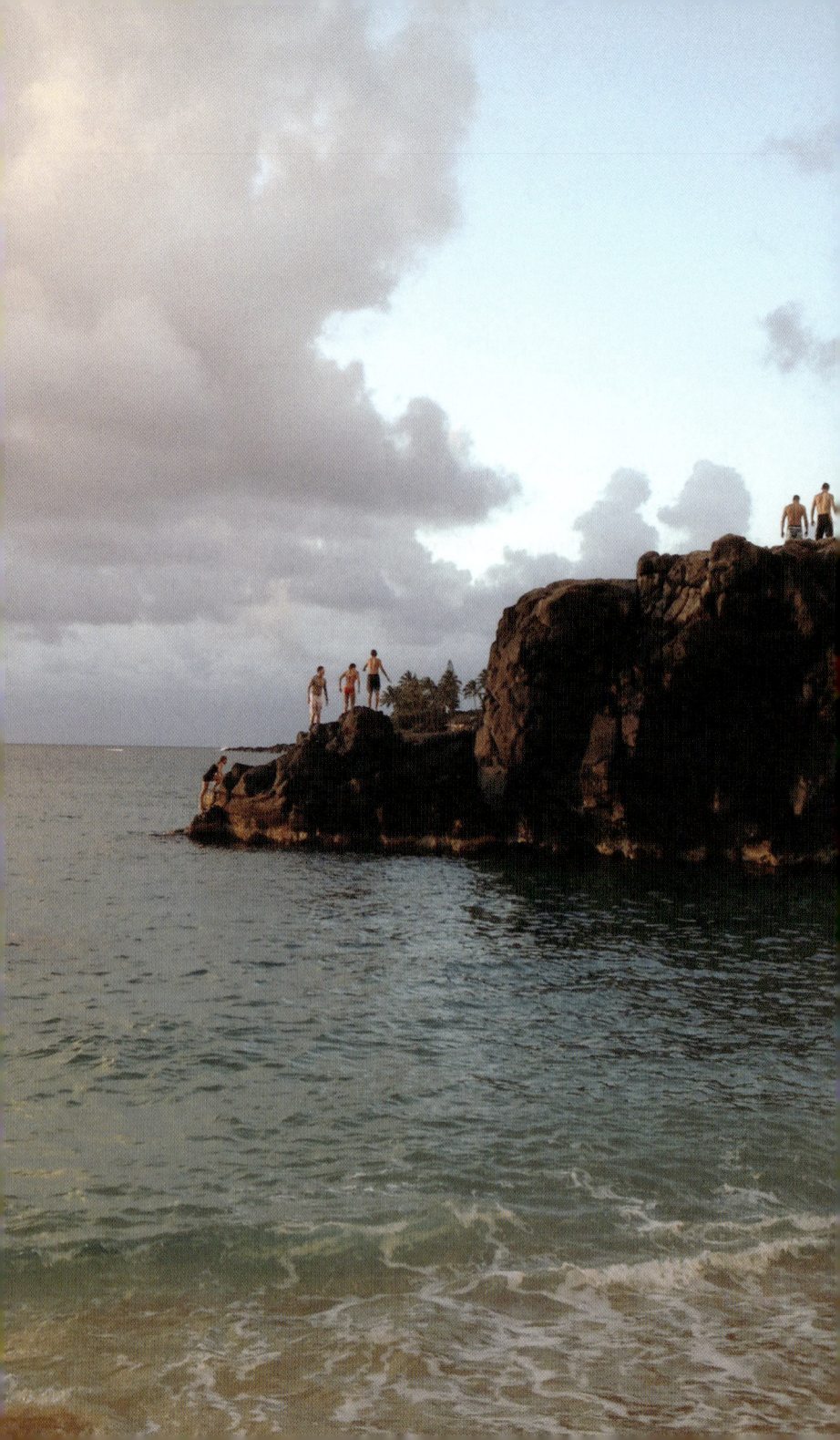

96. CUERPO TEJIDO

Imagina que tu piel es como una malla de punto que te cubre de los pies a la cabeza, una prenda cómoda que tu abuela o tu madre han tejido para ti.

Al inspirar por la nariz, siente cómo las hebras del tejido se estiran y se separan, creando espacios entre ellas por todo el cuerpo.

Al espirar, siente cómo las hebras se encogen y las fibras se vuelven más densas y opacas.

Disfruta plenamente de la sensación del cuerpo hinchándose y deshinchándose, llenándose y vaciándose. Haz este ejercicio durante veinte minutos.

97. ESPIRACIONES PROFUNDAS

Inspira profundamente y en el momento en que tus pulmones estén llenos espira enseguida por la boca.

Haz esto durante tres o cuatro ciclos.

Luego, tras una profunda inspiración, tan pronto como tus pulmones estén llenos, contén la respiración durante 2 segundos, y a continuación espira por la boca.

Haz esto también durante tres o cuatro ciclos.

Un toque de atención: la armonía

Para crear espacio en el mundo debes estar en paz y armonía contigo mismo y con los demás. Camina con calma, actúa y trabaja en armonía con la vía intermedia. La serenidad que emana de ti creará paz y tu vida prosperará en todos los aspectos. La tranquilidad se alcanza cuando estás en armonía con todos los seres y todas las situaciones, sabiendo que todo es exactamente como debería ser.

98. SER CONSCIENTE DE LA RESPIRACIÓN

A veces el simple hecho de ser consciente de inspirar y espirar puede brindarte más paz, salud y consciencia. Thích Nhat Hanh enseña que la respiración consciente puede curar y transformar tu cuerpo y tu mente. Lee estas afirmaciones mientras respiras, dejando que las palabras formen parte del ritmo de tu respiración. Puedes volver a leer cualquiera de ellas todas las veces que quieras mientras respiras, hasta que las palabras se asienten en tu ser y te suenen auténticas.

- » Inspirando profundamente, soy consciente de estar inspirando profundamente. Espirando lentamente, soy consciente de estar espirando lentamente.
- » Inspirando profundamente, siento mi cuerpo, desde la punta de los pies hasta la parte superior de la cabeza. Espirando lentamente, siento mi cuerpo, desde la punta de los pies hasta la parte superior de la cabeza.
- » Inspirando profundamente, siento la paz subiendo desde las plantas de los pies hasta la parte superior de la cabeza. Espirando lentamente, siento cómo la paz pasa a través de la cabeza y baja hasta atravesar los dedos de los pies.
- » Inspirando profundamente, siento cómo la alegría pasa por cada una de las células de mi cuerpo. Espirando

lentamente, siento cómo la alegría pasa por cada una de las células de mi cuerpo.

- » Inspirando profundamente, siento cómo la alegría y la paz se juntan en mi corazón. Espirando lentamente, siento cómo la alegría y la paz salen por la punta de mis dedos.
- » Inspirando profundamente, siento la mente despejada y aguda. Espirando lentamente, siento la mente despejada y aguda.
- » Inspirando profundamente, siento la mente libre y viva. Espirando lentamente, siento la mente libre y viva.
- » Inspirando profundamente, veo la libertad para todos. Espirando lentamente, veo la libertad para todos.
- » Inspirando profundamente, me siento sano y perfecto. Espirando lentamente, me siento sano y perfecto.
- » Inspirando profundamente, veo a todo el mundo sano y perfecto. Espirando lentamente, veo a todo el mundo sano y perfecto.
- » Inspirando profundamente, me desprendo de mis esperanzas y miedos. Espirando lentamente, me desprendo de mis esperanzas y miedos.
- » Inspirando profundamente, soy consciente de que estoy inspirando profundamente. Espirando lentamente, soy consciente de que estoy espirando lentamente.

99. CÍRCULOS DE RESPIRACIÓN

Haz cuatro inspiraciones y espiraciones por la nariz sin ninguna interrupción ni pausa.

Luego haz una inspiración larga por la nariz contando hasta cinco y una espiración larga contando hasta cinco.

Funde la inspiración y la espiración en un ciclo. Siente realmente cómo tu respiración se mueve en círculo.

Luego repite la secuencia cuatro veces más.

> **Un toque de atención: la curación**
>
> *Irónicamente, tu único camino real de curación es el dolor. Solo puedes empezar por donde estás; por eso, cada cierto tiempo deberías hacerte un trabajo de curación para acabar con tu sufrimiento. Para curarse es imprescindible detenerse, calmarse y descansar; hace falta ser receptivo y aceptar. No se puede forzar nada de esto. Tienes que crear las circunstancias adecuadas y dejar que las cosas sigan su curso. El proceso de sanación comienza cuando reconoces tu sufrimiento y te atreves a mirarlo, cuando admites lo que está ocurriendo y lo aceptas.*

100. TU RESPIRACIÓN ES UN FARO

Otra manera de ver la respiración es como un faro. Te ayuda a saber dónde estás exactamente, incluso en medio de una terrible tormenta. Tu respiración es como un faro que te lleva de vuelta al presente.

No importa en qué estado emocional te encuentres, si te guías por el faro, llegarás sano y salvo al ahora.

Abraza este momento en el que puedes frenar, respirar hondo y recuperarte antes de continuar nuevamente.

Siente cómo cada inspiración calma tu cuerpo y tu mente y cada espiración libera cualquier tensión o pensamientos a los que te estés aferrando. Permanece con este ejercicio entre diez y quince minutos.

101. RESPIRACIÓN DE FUELLE

Si tienes algún problema respiratorio o cardiaco, realiza este ejercicio con precaución o sáltatelo.

Siéntate con las piernas cruzadas. Inspira y espira rápidamente hasta diez veces por la nariz, con respiraciones cortas y apresuradas. La duración y la fuerza de las inspiraciones y las espiraciones debe ser idéntica.

Después de esto inspira profundamente, apoya la barbilla sobre el pecho y contén la respiración.

Luego levanta la cabeza y espira.

Haz dos rondas de este ejercicio en cada sentada. Esta respiración estimulante elevará tu energía vital e incrementará tu atención.

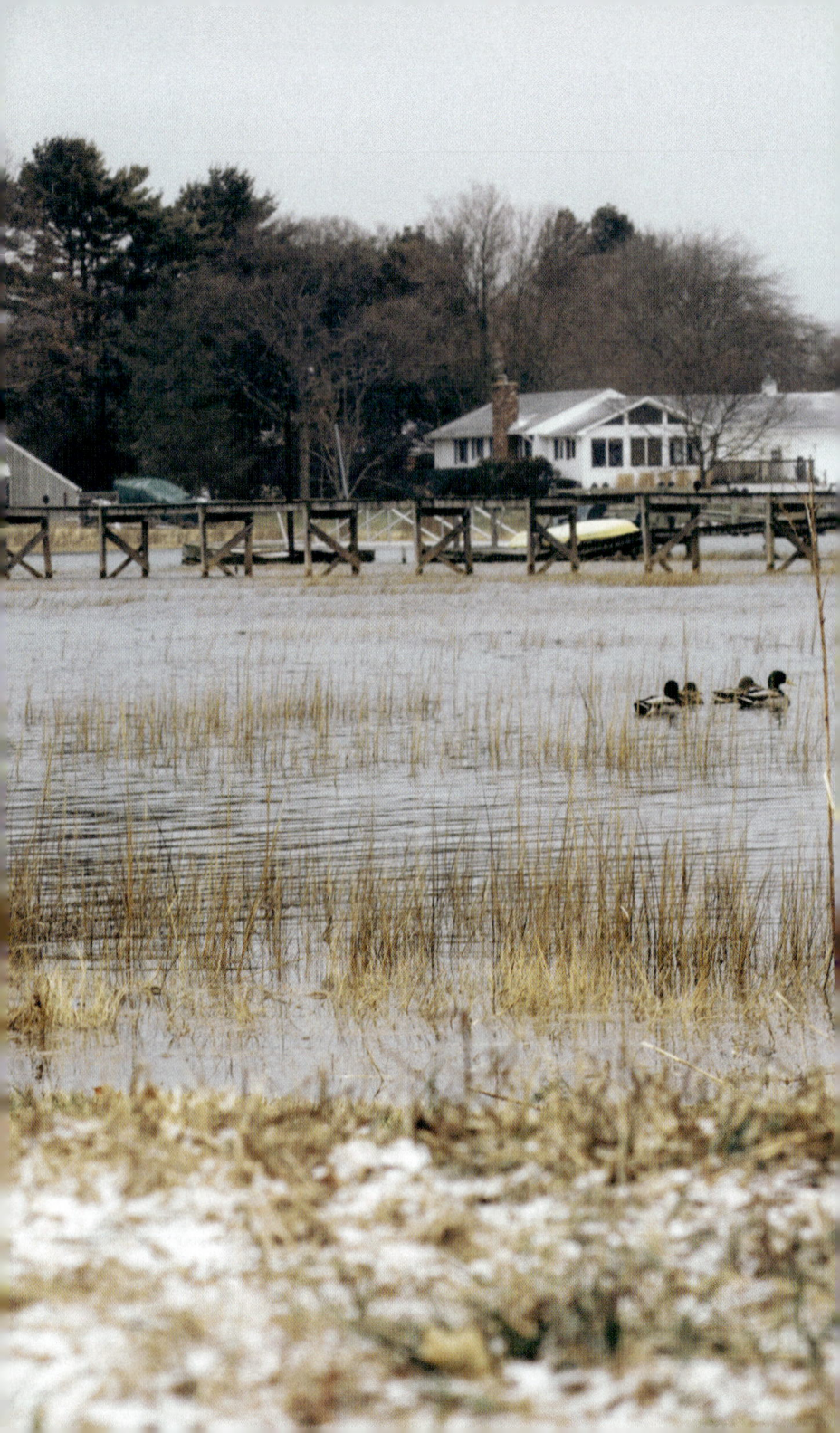

102. RESPIRACIÓN AMPLIA

Puedes estar haciendo cola en una hamburguesería de manera inconsciente o puedes estar meditando, concentrándote en tu respiración y en la presencia de todo tu cuerpo. Cada vez que tu atención está centrada en este preciso momento, percibiendo tu realidad interna y tu realidad externa sin juzgarlas, estás meditando.

Practicar la respiración amplia te permite observar patrones profundamente arraigados de tensión en diversas posturas y movimientos de tu cuerpo, patrones que inhiben la sensación de energía y movimiento.

Para este ejercicio puedes acostarte, sentarte o estar de pie.

Permite que el abdomen se ablande y se expanda al inspirar profundamente por la nariz, inspirando profundamente desde el abdomen hasta el pecho. Siente la respiración expandiendo el abdomen, el plexo solar y el pecho.

Deja salir lentamente el aire por la nariz, expulsando todo que puedas sin sentir molestias.

Repite este ciclo durante cinco minutos o más. Desarrolla un ritmo natural sin forzarlo.

La respiración rítmica sistemática, cuando la practicas a tu propio ritmo, oxigena y purifica la mente y el cuerpo.

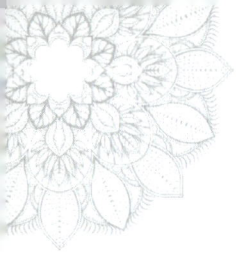

¡RESPIRA!

103. RESPIRAR CON LOS SONIDOS DEL AGUA

En un día lluvioso, busca un sitio cubierto en el exterior o siéntate dentro de casa junto a una ventana abierta. Mira cómo cae la lluvia del cielo. Aprecia la importancia de que llueva.

Cierra los ojos y respira profundamente tres veces.

Presta atención a los sonidos naturales de la lluvia sobre los objetos, como las hojas, las calles y los edificios. Escucha.

Céntrate en los sonidos. O, como alternativa, puedes centrarte en los olores.

Inspira y espira, calmando el cuerpo y la mente, durante todo el tiempo que te sientas cómodo haciéndolo, entre cinco y veinte minutos.

> **Un toque de atención: oír**
>
> Hay mucha diferencia entre oír a alguien y escuchar a alguien. Si dejas a un lado tus opiniones, ¿qué es lo que queda? Si dejas a un lado tu opinión sobre tu estado y tu situación, tu mente es un espacio claro, y entonces escucharás con claridad. Procura ser constructivo, positivo, comprensivo. Anima y presta tu apoyo. Mantente abierto y sensible a lo que los demás están sintiendo y los escucharás realmente.

104. ESPIRAR CON A

Ponte de pie, con los pies separados y alineados con las caderas. Relájate.

Haz cinco respiraciones abdominales profundas por la nariz.

Luego respira en cualquier parte del cuerpo que esté tensa o estresada, visualizando una corriente de luz que masajea y disuelve la tensión. Relájate. Cada respiración será como unos dedos que masajean y disuelven la tensión y el estrés.

Cada vez que espires, emite el sonido A. Tenemos que soltar nuestra armadura, respirar más libremente.

Sigue con este ejercicio utilizándolo con cada parte de tu cuerpo en tensión hasta que te sientas suelto y libre por completo.

105. SUFICIENTE

Inspira diciéndote: «Lo que tengo es suficiente».
Espira y di: «Lo que tengo es suficiente».
Inspira y di: «Lo que tengo es suficiente».
Espira y di: «Lo que he logrado es suficiente».
Repite esto durante varios minutos. En este mundo irracional, tienes que rebajar tus expectativas, especialmente las más cercanas a ti. Puedes usar este ejercicio para desarrollar la apreciación y la compasión hacia tus esfuerzos y tus logros. Durante la mayor parte del tiempo te basta con lo que tienes, lo que eres, lo que haces, y lo que has conseguido.

106. SUSPIRO RELAJANTE

Los suspiros liberan el exceso de tensión y pueden practicarse como una forma de relajación.

Siéntate en una silla o ponte de pie bien erguido. Relájate. Inspira profundamente por la nariz.

Suspira profundamente, con un sonido de alivio cuando el aire sale de los pulmones y escapa por la boca. También puedes espirar formando una O con los labios.

Deja que el aire nuevo entre naturalmente por la nariz.

Practica esto entre tres y trece veces cada vez que sientas la necesidad de hacerlo. Suspira.

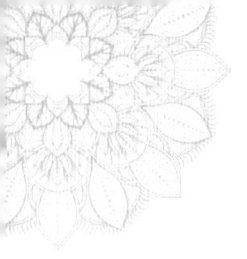

107. FLUJO LÍQUIDO

Durante tres minutos, descansa en la postura de relajación, tendido de espaldas, con los brazos ligeramente separados de los costados y las palmas de las manos hacia arriba. Las piernas deberían estar separadas y relajadas. Los ojos tienen que estar cerrados.

Siente todo el cuerpo, especialmente las partes que tocan la superficie sobre la que estás tendido.

Repasa mentalmente el cuerpo, relajando cada parte cuando llegas a ella.

Esto te prepara para tomar conciencia de la respiración. Vas a concentrarte en recibir las inspiraciones.

Imagina que todas y cada una de las células de tu cuerpo se abren para recibir el próximo aliento.

Entre cinco y diez minutos, relájate mientras inspiras y deja que la respiración te vaya llenando.

Imagina que tu cuerpo está lleno de líquido y que, cuando inspiras y el abdomen se expande, el líquido fluye hacia él.

Al espirar imagina que el líquido fluye desde la parte inferior del abdomen hasta la nariz.

Practica este ejercicio entre cinco y diez minutos.

108. RESPIRACIÓN LIBRE

Entiende las características de la respiración libre: el cuerpo entero vibra, el aire se eleva por el diafragma, sale de dentro y se expande en todas las direcciones, y la respiración es serena y constante.

Para practicar la respiración libre encuentra un lugar tranquilo y relajante para sentarte o bien permanece de pie.

Respira tranquilamente: dos segundos de inspiración y tres segundos de espiración, seguidos de una pausa.

La espiración es un poco más larga que la inspiración.

En este tipo de práctica, la respiración varía y se adapta, se hace relajadamente y sin esfuerzo.

Realiza este ejercicio entre diez y veinte ciclos.

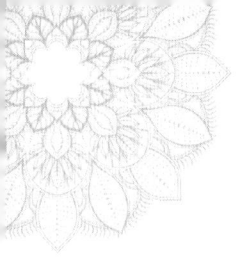

109. DEJARSE LLEVAR

Sentado con las piernas cruzadas o en una silla, esboza una media sonrisa.

Inspira y espira profundamente por la nariz.

Mantén la media sonrisa.

Al final de la espiración, déjate llevar, deja pasar los pensamientos. Es como apartar las piedras que bloquean un cauce para que el agua pueda seguir fluyendo. Cuando te dejes llevar, tu energía y tu fuerza vital podrán desarrollarse y avanzar, igual que esa corriente de agua que dejaste fluir.

Déjate llevar durante veinte minutos.

La próxima vez que te sientas bajo de ánimo, practica esta media sonrisa durante unos minutos y observa cómo te sientes.

110. EN EL JARDÍN

Ve a un jardín y quédate allí en silencio.

Inhala el aire, los aromas, la luz, la temperatura, la música de la vida vegetal y animal del jardín. Exhala por la boca el dióxido de carbono que alimenta a las plantas.

Inspira el *prana* (energía cósmica) de estos seres vivientes. Siente cómo la naturaleza penetra en ti cada vez que inspiras. Recarga tus pilas internas durante quince o veinte minutos.

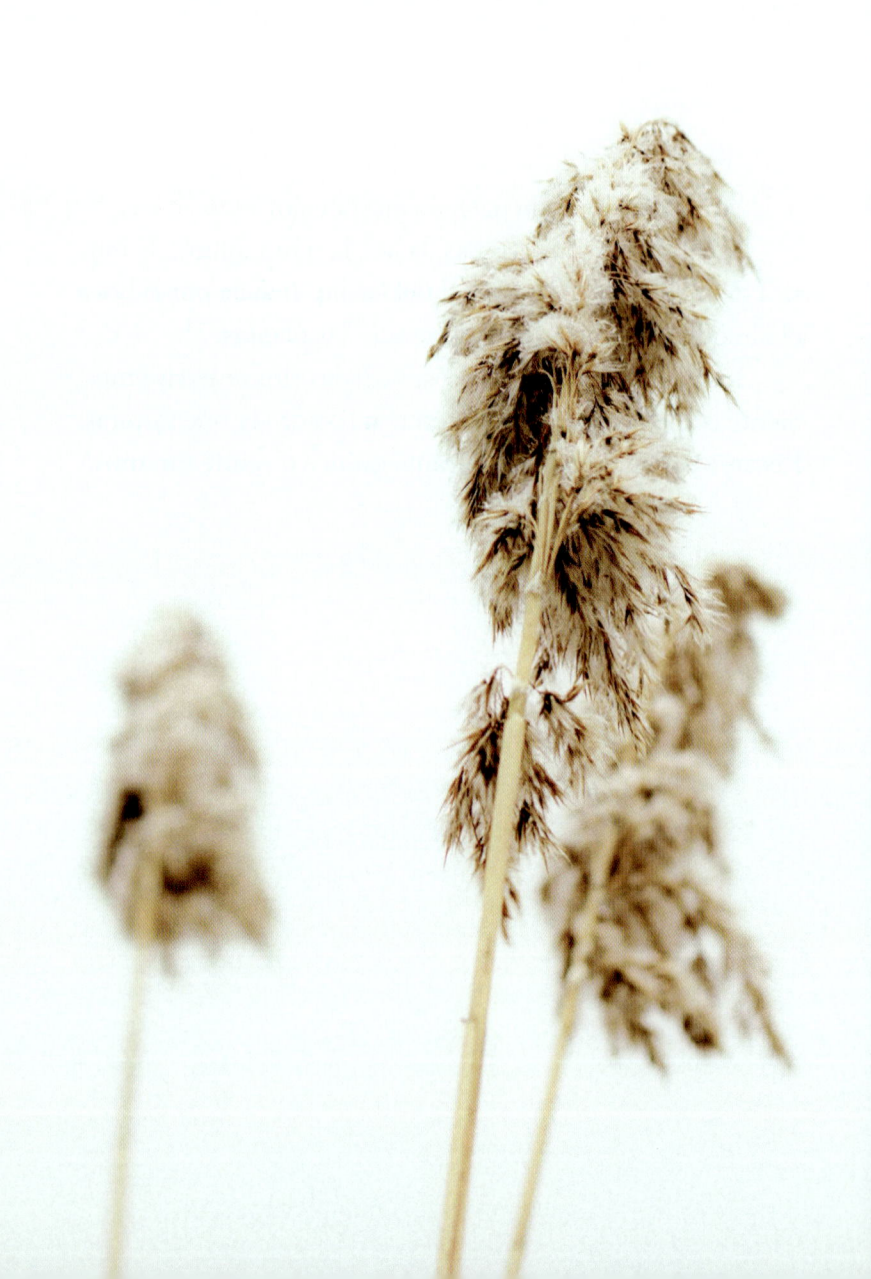

111. RESPIRAR CONTANDO RÁPIDAMENTE

Siéntate cómodamente. Relájate. Concéntrate en la respiración.

Inspira por la nariz mientras cuentas rápidamente hasta diez y espira también por la nariz volviendo a contar hasta diez.

Mientras cuentas «uno, dos, tres, cuatro, cinco, seis, siete, ocho, nueve y diez», inspira por la nariz.

Mientras cuentas «uno, dos, tres, cuatro, cinco, seis, siete, ocho, nueve y diez», espira por la nariz.

Repítelo tantas veces como te sea necesario para poder concentrarte en la respiración.

112. LA RESPIRACIÓN DE FUEGO

La respiración de fuego es una respiración rápida por la nariz que fortalece tu sistema nervioso y te llena de energía. El aire se absorbe y se bombea rítmicamente como si empleáramos un fuelle. No hay tensión en los músculos abdominales o pectorales, ni en los de la caja torácica. En realidad prácticamente no requiere esfuerzo.

El flujo de la respiración reconforta la mente y proporciona estabilidad y relajación.

Puedes hacer este ejercicio sentado o de pie. Empieza con unas inspiraciones y espiraciones largas y profundas por la nariz. Siente cómo se ensanchan los pulmones.

Luego, tan pronto como se hayan expandido totalmente, expulsa el aire.

En cuanto salga la mayor parte del aire, vuelve inmediatamente a absorberlo. La respiración de fuego se hace por la nariz, y la inspiración y la espiración tienen la misma duración. El cuerpo permanece relativamente quieto y relajado, solo el Punto del Ombligo[1] está activo.

Sentirás cómo el diafragma llena los pulmones desde la parte posterior y vuelve luego a contraerse.

---

1. *N del T.: el área situada en el interior del cuerpo tres dedos más abajo del ombligo.

Con cada respiración los pulmones se expanden y se contraen un poco más rápido hasta que, sin llegar a expandirse ni contraerse del todo, se establece un ritmo, y dejas que el ritmo se encargue de la respiración.

Haz veinte inspiraciones y espiraciones cortas jadeando. Puedes contraer el abdomen para facilitar la expulsión del aire. Tras esto respira normalmente unas cuantas veces.

Un toque de atención: el servicio

Adopta una actitud de servicio. Pregúntate: «¿Lo que diga o lo que haga servirá de ayuda?». Puedes alinear tu forma de hablar con los principios de la verdad y el mayor servicio. Si una conversación está motivada por el deseo genuino de servir, brindará un resultado positivo. Tómate unos cuantos días para observar cuidadosamente las intenciones que motivan tus palabras. Dirige tu atención al estado de ánimo que precede a esas palabras, la motivación de tus comentarios, respuestas y observaciones. En concreto trata de averiguar si tus palabras están motivadas, aunque sea sutilmente, por el aburrimiento, la preocupación, la irritación, la soledad, la compasión, el miedo, el amor, la competitividad, la codicia, el odio, etc. Sé consciente de tu estado general mental y emocional y de cómo puede estar influyendo en tus palabras. Sé servicial para que tus pensamientos sean bondadosos y tus palabras amables y claras.

113. ACUÉRDATE DE RESPIRAR

Cuando te notes estresado o agobiado, simplemente acuérdate de respirar. En cuanto notes que vuelves a tener el control de tu respiración, esta se volverá más rítmica y más lenta.

Presta atención a tu respiración. Deja que tu respiración te tranquilice y te vuelva a centrar.

Inspira profundamente llenándote los pulmones, luego suelta el aire con varios soplos rápidos, contrayendo y soltando los músculos del estómago.

Hazlo durante uno o dos minutos para oxigenar la sangre y elevar el *prana* (la fuerza vital) de tu organismo. Esto puede tener una gran utilidad en muchas de las situaciones estresantes con las que nos encontramos.

114. LA RESPIRACIÓN CUATRO-DIECISÉIS-OCHO

Siéntate. Relájate. Presta atención a la respiración.

Inspira por la nariz contando hasta cuatro, contén la respiración contando hasta dieciséis y espira por la nariz contando hasta ocho.

La primera vez que haces este ejercicio puedes inspirar por la nariz contando hasta uno, contener la respiración hasta cuatro y espirar por la nariz hasta dos. Pronto podrás incrementar la duración.

Haz tres vueltas de diez respiraciones al menos una vez al día.

115. TRES ESPACIOS DE RESPIRACIÓN

Siéntate cómodamente. Relájate. Para ayudarte a abrir los tres espacios de respiración, presiona las yemas de los dedos adecuados de una mano contra las de la otra. Los tres espacios de respiración son cuello/garganta (superior), pecho/diafragma (medio), y vientre/abdomen (inferior).

Para ayudarte a abrir el espacio inferior de respiración, presiona firmemente las yemas de los meñiques y los anulares entre sí.

Para el espacio medio, presiona los dedos corazón entre sí. Para el espacio superior hazlo con los pulgares y los índices.

Realiza unas ocho respiraciones completas mientras presionas los dedos en cualquiera de las tres combinaciones.

116. SONIDOS DENTRO DE TI

La mayor parte del tiempo solo pensamos en los sonidos que existen en el mundo externo.

En lugar de eso, relájate centrándote en la respiración y escucha los sonidos que se producen en tu interior, por ejemplo en el espacio entre los oídos.

Deja que los sonidos de tu mundo interno vengan a ti durante cinco o más minutos.

Un toque de atención: la honestidad

La inmensa mayoría de los problemas en las relaciones viene por la falta de sinceridad al comunicarnos. Tienes que detenerte cada cierto tiempo y preguntarte si estás avanzando hacia una mayor sinceridad o no. Para hablar con sinceridad hay que partir de la bondad y la compasión. Las relaciones nos brindan una oportunidad especial para hacerlo. Si dices la verdad de una manera sincera y amorosa, una y otra vez, de forma constante, esto puede cambiar profundamente al otro además de a ti mismo. Cualquier gesto de honestidad y de percibir las cosas con claridad afectará a tu forma de ver la vida. Lo que haces por ti lo haces también por los demás, y lo que haces por los demás lo haces también por ti.

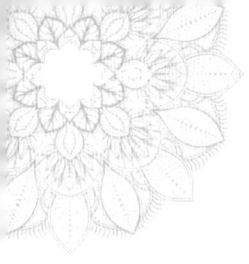

117. SOLTAR EL DOLOR

Siéntate o tiéndete en un lugar cómodo.

Coloca una mano sobre el estómago, justo por encima del ombligo y la otra en medio del pecho, sobre el esternón. Respira. Observa la sensación.

Respira profundamente. Primero deberías sentir cómo se alza la mano que tienes sobre el estómago y luego la otra mano, a medida que los pulmones se llenan de aire.

Contén el aire a cada respiración brevemente, luego espira despacio. Siente cómo descienden el abdomen y el pecho al espirar.

Presta atención al aire que entra por la nariz y la boca. Imagínatelo entrando por la nariz y la boca y llenándote los pulmones. Observa cómo la mano que tienes sobre el estómago se eleva lentamente.

Trata de prolongar las respiraciones y de respirar más lentamente.

Al respirar deja que el aire rodee toda la tensión o todo el dolor que sientes. Imagina que cuando el aire sale de la boca estás expulsando el dolor y la tensión del cuerpo.

Sigue respirando y centrando la mente y llevando el oxígeno a las áreas tensas o doloridas.

118. RESPIRACIÓN JUNTANDO LOS LABIOS

Haz este ejercicio cerca de una ventana o en el exterior. Colócate en una posición cómoda, ya sea sentado o de pie.

Pon los labios como si fueras a silbar, luego inspira lentamente por la boca contando hasta siete.

Haz una pausa contando hasta uno.

Luego espira suavemente por ambas fosas nasales contando hasta siete.

Repite el ejercicio seis veces.

Practica la respiración con los labios en esta posición por la mañana y a mediodía. Es una manera estupenda de centrarte para comenzar el día y de aumentar tu energía por la tarde.

119. QUEDARTE DORMIDO

Mientras estás tendido cómodamente en la cama preparándote para dormir, concéntrate en la respiración. Respira normalmente por la nariz, al inspirar y al espirar.

Observa la velocidad de tu respiración. Trata de estabilizarla antes de proseguir con el ejercicio.

Luego transfiere esa atención a tu corazón. Puedes ser consciente de sus latidos o sencillamente concentrarte en el espacio del corazón.

Visualiza y trata de sentir la presencia de un disco de luz blanca y quieta con su centro en el corazón y su circunferencia extendiéndose un poco más allá de él.

Haz girar el disco, lentamente y luego más rápido. A medida que gira, puedes ver un arcoíris de colores y cómo estos se van fundiendo para formar la luz blanca.

Duérmete mientras el disco sigue girando.

120. RESPIRAR UNA MEDIA SONRISA

En el preciso instante en que te des cuenta de que estás irritado, esboza una media sonrisa.

Inspira y espira tranquilamente, manteniendo una media sonrisa durante tres respiraciones.

Al inspirar por la nariz, puedes absorber la energía yin de la tierra, una energía curativa poderosa, a través de los pies y repartirla por todo el cuerpo. Mantén la media sonrisa.

Al espirar puedes dirigir cualquier energía tóxica o estancada hacia tus pies y soltarla en la tierra. ¿La media sonrisa sigue ahí?

Presta atención cuando respiras: «¿Estoy inspirando y espirando y siguiendo cada respiración de principio a fin?».

A veces, si te olvidas de la media sonrisa, es difícil relajarse prestando atención a la respiración. Una vez que aprendas a sonreírle a tu respiración, este ejercicio te calmará.

Respira con media sonrisa entre diez y veinte minutos.

La sonrisa dirigida al interior es como un rayo de energía que lleva la respiración hacia tu interior. La respiración es como una onda que expande la energía por todo tu ser.

121. CADA MEDIA HORA

Si quieres desarrollar la atención, puedes hacer una pausa cada media hora para volver a tu respiración. Concéntrate en ella durante uno o dos minutos. Mantén la respiración relajada.

Puedes practicar este ejercicio mientras estás trabajando en tu escritorio, o de compras, conduciendo o relajándote. ¡Puedes proponerte hacerlo durante todo el día!

> **Un toque de atención: la humildad**
>
> *La verdadera humildad es decir: «Lo hice lo mejor que pude», «No soy perfecto» y «No sé». Cuando te esfuerces sinceramente todo lo que puedas, admitas tus errores, no busques la perfección y comprendas que no tienes todas las respuestas, descubrirás la humildad. El saludo y despedida, namaste, significa «veo la luz que hay en ti» u «honro la divinidad que hay en ti», e indica respeto y humildad.*

122. UNIR LA INSPIRACIÓN CON LA ESPIRACIÓN

Este ejercicio consiste en unir la inspiración y la espiración en lugar de pensar que son dos cosas distintas.

Vacía los pulmones, diciendo mentalmente «uno». Cuenta la inspiración y la espiración como uno.

Inspira, espira y di «dos».

Deberías hacerlo solo hasta llegar a cinco, y luego repetir de cinco a uno.

Repite este método hasta que tu respiración se depure y se calme, un mínimo de cinco minutos. Siente cómo se recargan tu mente y tu cuerpo.

123. EXPULSAR EL AIRE ESTANCADO

Túmbate boca arriba. Relájate.

Espira por la nariz y estira la columna, inclinando el coxis/pelvis hacia arriba mientras expulsas el aire estancado.

Cuando hayas expulsado el aire, deja que la inspiración se produzca espontáneamente. Inspira por la nariz. Siente cómo tu cuerpo se relaja.

Repite doce veces.

> **Un toque de atención: el humor**
>
> *El sentido del humor ayuda a levantar el ánimo y a no tomarse las cosas tan en serio. Puedes decidir hacer tu trabajo y vivir tu vida con un saludable sentido del humor. Busca siempre el lado cómico de todas las situaciones. A menos que aprendas a reírte de ti mismo, vivirás engañado.*

124. PRESTA ATENCIÓN A LA RESPIRACIÓN

Cierra los ojos. Empieza a prestar una atención selectiva a la respiración.

Durante la inspiración, presta atención solo a los procesos de contracción del cuerpo, como la presión en el diafragma. Aprieta y contrae mientras inspiras. Relaja suavemente la contracción, hasta que cese por completo.

Presta atención a tu espiración. Durante esta parte del ciclo, confina tu atención a esas cualidades de sentimientos y sensaciones que son expansivas.

Tus sensaciones se expanden con la espiración y se contraen con la inspiración. Hazlo entre cinco y diez minutos.

Luego abre los ojos.

Trata de llevar esta cualidad de atención tranquila a tu próxima actividad.

125. MUDRA DE ZAZEN

Siéntate y mantén la mirada fija en el suelo a alrededor de un metro por delante de ti, con los ojos relajadamente entreabiertos. Mantén los dientes y los labios pegados, con la lengua apoyada en el paladar.

Coloca las manos en el regazo con la palma derecha hacia arriba, la mano izquierda (con la palma arriba) descansando sobre la derecha y las puntas de los pulgares tocándose ligeramente, formando un óvalo horizontal. Este es un *mudra* de *zazen*. El *zazen* consiste en prestar atención a una experiencia, tal y como se presenta, con la totalidad del cuerpo-mente. Esta práctica te ayuda a ser consciente de cualquier estado mental en el momento en que surge.

Apoya los bordes de los meñiques sobre el abdomen, unos cuantos centímetros más abajo del ombligo, armonizando tu centro de gravedad con el *mudra*.

Haz unas cuantas respiraciones profundas, espirando todo el aire. Deja que tu respiración se ajuste a su ritmo natural. Permanece sentado tranquilamente con la atención puesta en la respiración.

Cuando la atención se disperse, vuelve a llevarla a la respiración, una y otra vez, cuantas veces sea necesario. Durante quince o veinte minutos permanece completamente presente.

Al terminar tu sesión, mece suavemente el cuerpo de derecha a izquierda. Estira las piernas.

126. RETENER LA RESPIRACIÓN

Cierra los ojos. Haz varias respiraciones profundas conscientes, luego inspira profundamente y contén la respiración bajando la barbilla.

Después alza la cabeza y espira por la nariz.

Permanece despierto a los matices siempre cambiantes de la respiración. Abierto a la maravilla del aire entrando y saliendo. Acepta cada inspiración como el principio. Acepta cada espiración como desapego.

Haz esto entre uno y cinco ciclos.

> **Un toque de atención: la imaginación**
>
> *Deja que tu imaginación funcione sin expectativas, ejercitándola y nutriéndola. Frank Lloyd Wright escribió: «Una idea es la salvación por medio de la imaginación» y Henry David Thoreau dijo «El mundo es solo un lienzo para la imaginación». Imagínate a un pez tropical en un acuario: cree que el mar es nadar durante diez segundos de un cristal a otro. Todos estamos condicionados para creer que nuestras vidas deben ser de una manera determinada. Deja que tu imaginación se desboque, y descubre que existen infinidad de posibilidades para ti.*

127. SEÑAL DE LUZ ROJA DE *STOP*

Cuando estés esperando frente a una luz roja, o de pie tratando impacientemente de hacer que la tostadora funcione más rápido, ¡despierta! Puedes usar la luz roja del semáforo, o cualquier otra cosa que te haga esperar, como una señal para practicar la atención plena, una indicación que te recuerda que te detengas y disfrutes de tu respiración.

Crea una práctica de «luz roja» o «señal de *stop*» a partir de esta clase de experiencias. Durante los minutos en que estás esperando para que cambie el semáforo o la tostadora haga su trabajo, simplemente respira y cálmate.

Esperar a que la luz roja cambie o el pan salte de la tostadora es una oportunidad para sentir la paz. Puedes usar esto en muchas situaciones en las que te sientes impaciente.

Una vez que desarrolles esta práctica, sabrás tomarte el tiempo necesario para centrarte en la respiración en cualquier otro momento en el que te sientas estresado, tenso, arisco, con los nervios de punta, o al límite.

Inspira profundamente cuando estés hablando por teléfono, en el coche, o esperando algo o a alguien.

Respira, sonríe y céntrate en el presente.

128. DE LA CABEZA A LOS PIES

De pie con las rodillas ligeramente dobladas y los pies en paralelo y alineados con los hombros, relaja los brazos y los hombros.

Inspirando por la nariz, deja que la inspiración suba de los pies a la parte superior de la cabeza.

Quizá sientas cómo la columna se estira y algo tira de la cabeza, haciéndola descansar levemente sobre la columna.

Al espirar deja que la espiración empiece desde la parte superior de la cabeza y baje hasta los pies y de ahí a la tierra.

Haz el ejercicio entre diez y veinte minutos sintiéndote en paz con cada respiración.

129. EL BOTÓN DE RELAJACIÓN

Crea un «botón de relajación» que puedas usar en tu vida diaria para calmarte y controlar tus emociones. Los deportistas lo hacen antes de salir al campo de juego en el béisbol, antes de lanzar un penalti en el fútbol o de golpear una bola de golf.

Ensaya una técnica de respiración y relaciónala mentalmente con algún hecho cotidiano como contestar al teléfono o responder a las exigencias de tu hijo. Cuando te relajes y empieces a ensayar la técnica de respiración, puedes «establecer» este hecho como botón de relajación cuando quieras relajarte y practicar con una técnica de respiración.

Inspirando por la nariz, sé consciente de tu actividad mental manteniendo la calma y la paz.

Al espirar, sé consciente de tu actividad mental manteniendo la calma y la paz.

Debemos aprender el arte de inspirar y espirar, detener nuestra actividad y calmar nuestras emociones. Debemos aprender a volvernos sólidos y firmes como un roble, a no dejarnos derribar por la tormenta.

130. MEDITACIONES DE TREINTA SEGUNDOS

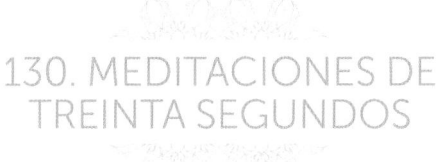

Cuando ni siquiera tienes dos minutos, descubrirás que basta con treinta segundos de meditación varias veces al día para transformar tu actitud ante la vida. Es un buen ejemplo de lo que se puede lograr con muy poco siendo constante.

Sé consciente de la sensación de la respiración, pero respira con normalidad. Solo tienes que hacer una pausa lo suficientemente larga como para acordarte de tomar conciencia de tu respiración y decir: «Estoy respirando libremente». Esta breve incursión en la conciencia de la respiración completa despertará la conciencia de todo tu cuerpo.

Tu vida mejora cuando eres consciente de la respiración. No importa lo que estés haciendo ni con quién te encuentres. Nadie tiene por qué enterarse de que estás practicando esta meditación.

Simplemente dedica treinta segundos al día unas cuantas veces a conectar con tu respiración y con el presente.

131. OM

Inspira, diciendo OM mentalmente.

Visualiza que el oxígeno que entra en tu cuerpo está lleno de energía vital y contén el aliento en la boca.

Hincha las mejillas, llenándolas de aire. Empuja el aire contra las mejillas hasta que empieces a sentirte incómodo.

En ese momento déjalo salir rápidamente, empujándolo por la boca.

Al hacerlo sigue imaginando que tu respiración revitaliza cada célula de tu cuerpo.

Haz este ciclo entre ocho y diez veces.

132. LA SONRISA DEL DESPERTAR

Coloca una nota adhesiva o un signo que diga SONRÍE en cualquier lugar donde lo veas al abrir los ojos por la mañana. Ese será tu recordatorio.

Relájate y utiliza los segundos de antes de salir de la cama para respirar. Inspira y espira tres veces suavemente por la nariz mientras mantienes una media sonrisa. Sé consciente de tu respiración de la media sonrisa cada vez que inhalas y exhalas.

Tras este ejercicio sigue acostado y dedica unos minutos a sentir sus efectos antes de seguir con tu vida.

> **Un toque de atención: la fugacidad**
>
> *La fugacidad es un principio de armonía. En la vida todo se halla en constante estado de flujo. Cuando no luchas contra ello, estás en armonía con la realidad. Debes aprovechar cada momento precioso. Sé consciente de la fugacidad y aprecia el enorme potencial de la vida.*

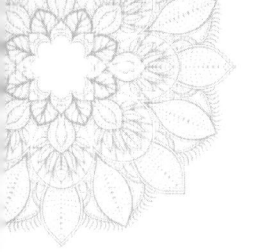

133. RECIBIR A UN SANTO

Siéntate cómodamente con los ojos cerrados, como si te estuvieras preparando para recibir a un santo. Observa el aire entrando y saliendo de la nariz como un visitante.

Sé consciente de lo que estás haciendo, sigue centrándote en la respiración, al tiempo que despiertas la mente.

Llega un momento en que la respiración desaparece del todo y solo queda la sensación del despertar.

A esto se le llama recibir a un santo.

Hazlo entre diez y quince minutos.

134. RESPIRACIÓN DE LA SERPIENTE

Coloca la lengua entre los labios y déjala sobresalir ligeramente.

Inspira por la boca produciendo un sonido siseante, como el de la serpiente.

Cuando sientas que tienes los pulmones llenos, contén la respiración todo lo posible.

Luego espira lentamente por las fosas nasales.

Practica esto cinco veces por la mañana, a mediodía y por la noche.

135. RESPIRACIÓN CON UNA PAJITA

Puedes reclinarte o sentarte en un sofá o en una silla. Colócate una pajita larga en la boca y sostenla con la mano.

Inspira por la nariz y luego espira por la pajita. Hazlo con cuidado para que el aire no se te salga por la boca.

Para ayudarte a inspirar por la nariz, toca ligeramente el paladar con la lengua.

Tu objetivo es que la inspiración se produzca de forma espontánea, sentirla subir suavemente por el centro de tu cuerpo.

Al espirar, deja que la espiración se produzca natural y sutilmente solo a través de la pajita. No te esfuerces. Solo espira de una manera relajada y natural, asegurándote de que el aire sale únicamente por la pajita, no a través de la nariz (que puedes apretar con los dedos).

Cuando la espiración esté casi terminada, sácate la pajita de la boca, ciérrala, finaliza la espiración de una manera natural y relajada por la nariz y luego simplemente espera a que se produzca la inspiración por sí misma.

Tras usar la pajita en una espiración, respira normalmente sin ella durante dos o tres respiraciones por la nariz, dejando que tu respiración establezca por sí misma un ritmo natural.

Luego inspira otra vez por la nariz, vuelve a ponerte la pajita en la boca y repite todo el proceso.

Hazlo durante un total de tres minutos.

> ### Un toque de atención: la comprensión
>
> *Alcanzar la comprensión de la verdadera naturaleza de la realidad es el último secreto de la paz y la felicidad duraderas. Para llegar a esta comprensión, hay que tener muy presentes el espíritu de observación y la capacidad para cuestionarse las cosas en profundidad. Reconocer lo que haces con la mente, lo poco presente que sueles estar y lo placentera que puede ser cualquier actividad que estés realizando, llegar a comprender esto puede transformar incluso las tareas cotidianas más insulsas en algo agradable y sustancioso.*

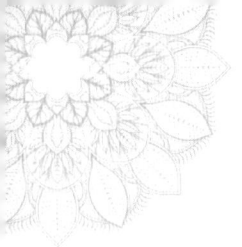

136. FRENAR LA MENTE

Nuestra mente está siempre corriendo. Has de reconocer que tienes muy arraigado el hábito de pensar continuamente. Nos sucede a todos. Una de las mejores cosas que podemos hacer para mejorar en todos los aspectos de nuestra vida es ofrecerle a la mente la oportunidad de descansar. Aunque sea solo durante unos pocos momentos cada día, resulta útil.

La forma más fácil de darle un descanso a la mente es aprender a concentrarse en la respiración en una posición sentada durante un periodo breve de tiempo, solo de cinco a diez respiraciones. Siéntate cómodamente y relájate.

Controla la fuerza de la inspiración y la espiración para que sea lenta y constante.

Realízalo durante cinco o diez respiraciones cada vez que sientas la necesidad de hacerlo.

137. ESPIRA PARA DORMIR

Cuando vayas a la cama y te prepares para dormir, respira varias veces conscientemente, sé consciente de la cama que te sostiene y permítete sonreír.

Siente cómo se relajan los músculos de tu cuerpo con cada inspiración y espiración a medida que vas hundiéndote en la cama.

Espira cada vez más profundamente. Olvídate de todo.

También puedes hacer la espiración el doble de larga que la inspiración.

Espira el ego.

Presta atención a tu respiración y a qué sentimientos o pensamientos pasan a través de ti.

¡Buenas noches!

138. RESPIRACIÓN DURANTE EL EJERCICIO

Corre o camina y coordina la respiración con los pasos. Por ejemplo, coordina tu respiración para inspirar durante cuatro pasos, luego espira durante otros cuatro.

Lo primero, al correr o caminar, es averiguar la longitud de la respiración (inspiración y espiración) por el número de pasos. Cuenta los pasos que das mientras inspiras. Haz lo mismo al espirar.

Deja que la respiración sea natural.

Hazlo diez veces.

¿Durante cuánto tiempo puedes hacerlo sin perder de vista la respiración?

¡Es una lección sorprendente!

Luego alarga un paso más la espiración. Alárgala solo cuando te sientas a gusto haciéndolo.

Practica este ejercicio durante veinte respiraciones. Luego respira normalmente mientras sigues corriendo o caminando.

139. ESPERAR CONSCIENTEMENTE

Aprovecha lo que de otra manera podría ser considerado una «pérdida» de tiempo (por ejemplo, en el coche, en la sala de espera del dentista, haciendo cola) para ser consciente de lo que te rodea.

Haz la meditación de pie mientras haces cola para ver una película o para tomar un autobús o un tren. Permanece ahí, sin más, respira y despierta. Con una respiración sosegada y placentera. Con cada respiración presta más atención a lo que te rodea.

En el preciso instante en que optas por ocuparte de tu respiración, has decidido que este momento es digno de toda tu atención.

Utiliza la respiración como objeto de concentración.

Hacer esto te ayudará a expandir la sensación de presencia y conexión a tus actividades y experiencias diarias.

Que cada respiración te lleve de vuelta a tu centro durante el tiempo de espera.

140. CAMINAR MEDITATIVO

Meditar mientras caminas es una manera agradable y fácil de expandir el poder de concentración ya que para este ejercicio no se requieren accesorios, una habitación tranquila ni ninguna otra situación especial.

Puedes centrarte en la respiración y contar las veces que respiras mientras caminas. Inspira por la nariz y da un paso. Espira por la boca o la nariz y da otro paso.

Simplemente divide los pasos en movimientos lentos y conscientes y respira.

Mientras caminas, puedes repetir tu afirmación favorita o un verso que te inspire.

Observa cómo el suelo se alza para recibir a tus pies. Haz esto entre veinte minutos y una hora.

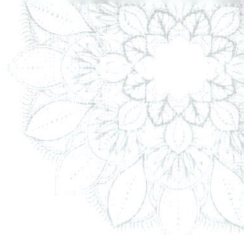

141. AL ACOSTARTE

Tiéndete en la cama en la posición de relajación, boca arriba, con las piernas separadas y relajadas, y los brazos ligeramente separados del torso con las palmas hacia arriba.

Inspira por la nariz e imagina que tu cuerpo se llena de más luz y espacio. Espira.

Fúndete con este mar de luz y espacio, y déjate arrastrar tranquilamente al sueño.

> **Un toque de atención: la integridad**
>
> *Quien habla habitualmente con benevolencia y voluntad de servicio desarrolla la integridad, y esto les da a las palabras, e incluso al silencio, un poder que no puede medirse, pero que se siente. Cuando tengas dudas acerca de lo que vas a decir, recuerda que el silencio mantiene la integridad.*

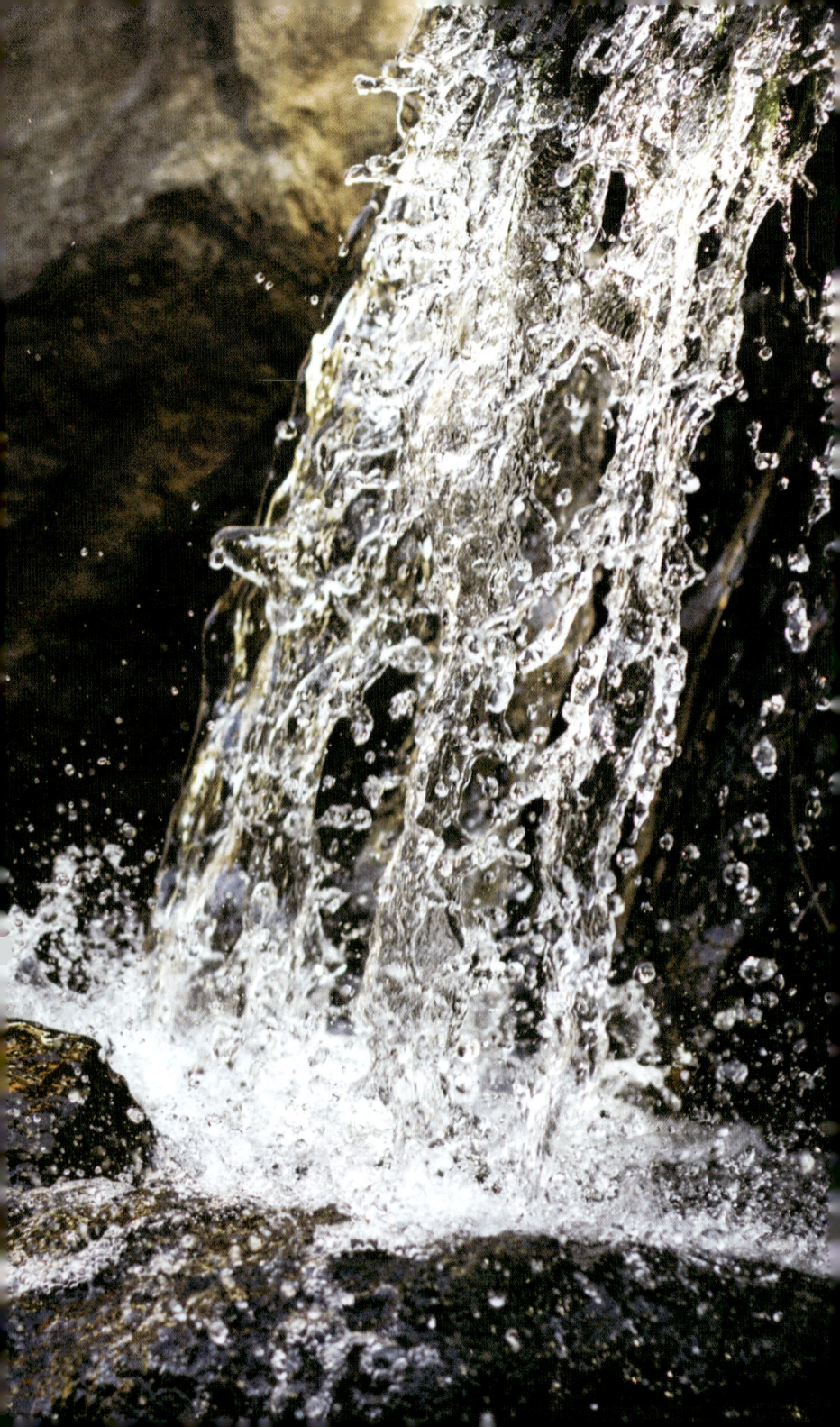

142. TU COLOR FAVORITO

Utiliza la siguiente señal: cada vez que veas tu color favorito, haz una pausa y siente el momento entre la inspiración y la espiración.

Así de sencillo. También te sorprenderá la frecuencia con la que ves tu color preferido.

> **Un toque de atención: la intención**
>
> *Practica hacer las cosas de una en una conscientemente. Cualquier cosa en la que estés ocupado hazla más despacio y poniendo más intención en ello. Tu transformación depende de tu intención de despertar. Cuando seas consciente de tu intención en el presente, podrás decidir tu futuro. Lo que hagas te resultará más satisfactorio y agradable.*

143. MEDIO SALUDO AL SOL

De pie en la postura de la montaña, erguido como si una cuerda tirara hacia arriba de tu cuero cabelludo y los brazos a los costados con las palmas hacia fuera para mayor coordinación y equilibrio, respira profundamente por la nariz, levanta los brazos por encima de la cabeza y haz que se unan las palmas de las manos.

Luego dóblate hacia delante desde las caderas, espirando mientras emprendes una flexión anterior.

En la inspiración, alarga la columna y levanta el pecho del suelo, manteniendo las puntas de los dedos tocando el suelo, las rodillas o las pantorrillas.

Luego, al espirar, vuelve a realizar una flexión anterior.

Deja que la inspiración te tire hacia arriba hasta ponerte erguido, con los brazos extendiéndose a los costados y las palmas juntándose por encima de la cabeza.

Luego permite que los brazos cuelguen en la espiración, juntando las palmas en el pecho en una posición de plegaria. Inspira y espira tres veces, refrescándote con la consciencia.

Haz entre tres y diez medios saludos al sol.

144. RESPIRACIÓN DE LOS CHAKRAS

Dirige conscientemente la respiración a cada uno de los siete chakras, pasando dos minutos en cada centro de energía. Practica este proceso una vez al día durante una semana, y observa cómo cambia tu mente-cuerpo. Una vez que empieces el proceso, puedes hacerlo en menos de cinco minutos. Sin embargo, cuando estés empezando dedica dos minutos a cada chakra.

Procura sentir con tu mente el chakra en la base de la columna o el perineo (chakra del sexo/tierra). Puedes imaginártelo como una flor de loto, una rueda girando o una central de energía. Siente la energía. Respira con naturalidad.

Pasa al siguiente chakra, en la parte inferior del abdomen, cinco centímetros por debajo del ombligo, justo sobre el área genital (chakra del sacro/agua). Siente su energía. Puedes mandar la energía de tu respiración a ese chakra, revitalizándolo.

Pasa al chakra del plexo solar/ombligo (chakra del plexo solar/fuego).

Luego al chakra del corazón (chakra del corazón/viento). Sigue prestando atención a la respiración.

A continuación, al chakra de la garganta. Sigue respirando profundamente, expandiendo el área de la garganta.

Después, al de la frente, entre los ojos (chakra del tercer ojo). Sigue atento.

Finalmente, a la parte superior de la cabeza (chakra de la coronilla). Deja que la respiración te abra la parte superior del cráneo.

Presta atención. ¡Sonríe!

> **Un toque de atención: la interconexión**
>
> *Una amistad afectuosa, una sensación de estar interconectado con todos los seres y un deseo sincero de que sean felices tienen efectos de largo alcance. Trata de descubrir el tesoro del silencio y la paz, y habla y escucha conscientemente buscando la interconexión entre tú y los demás.*

> **Un toque de atención: el interés**
>
> *Si alguien tiene de verdad interés en ser feliz, no le harán falta artilugios sofisticados ni riqueza material. La gente más feliz es la que piensa las cosas más interesantes. La que emplea su tiempo de ocio para desarrollarse mentalmente, la que aprecia la buena música, los buenos libros, las buenas películas, la buena compañía, la buena conversación, esta es la gente más feliz del mundo. Y no solo es feliz, también hace felices a los demás.*

145. ESPIRAR UN ANTOJO

Si puedes inspirar y contener la respiración siete veces seguidas, tu oxígeno circulará por todo el sistema sanguíneo y dejarás de necesitar cualquier cosa que se te haya antojado o sientas la necesidad de tener.

Siéntate e inspira por la nariz, pero espira por la boca.

Tu boca debería estar casi todo el tiempo cerrada y la espiración tendría que ser lenta, tranquila y constante.

Deja que el aire entre en tus pulmones para exhalarlo por completo antes de volver a inspirar. Haz esto siete veces en cada vuelta.

Respira tranquilamente de esta forma entre cinco y diez minutos, o veinte vueltas de siete respiraciones.

> **Un toque de atención: la intimidad**
>
> *La intimidad es sentir que no hay separación, que somos uno con cualquier cosa que esté sucediendo. Las palabras inteligentes tienen el poder de curar la división y fortalecer el amor y la confianza, lo que lleva a la intimidad.*

146. EL SENTIDO DEL OÍDO

¿Estás esperando? ¿Haciendo cola? Presta atención a tu respiración. ¡Escucha!

Cierra los ojos y céntrate en los sonidos de la respiración para revitalizar tu sentido del oído y tu capacidad de concentrarte. Inspira por la nariz, escucha el sonido que hace. Concéntrate en cómo suena. Espira. Una vez más, escucha el sonido que hace y concéntrate en él. Inspira y espira cada vez más profundamente mientras te centras en el sonido. Quizá sea lo único que oigas.

Puedes usar este mismo ejercicio para hacer un esfuerzo consciente de relajar tu respiración en las conversaciones. Escuchar es el mayor regalo que le puedes hacer a tu interlocutor.

Aprecia esos momentos en los que puedes respirar profundamente y reponerte antes de seguir adelante. Pase lo que pase a tu alrededor, concentrarte en los sonidos de tu respiración te revitalizará.

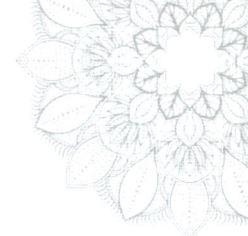

147. RESPIRACIÓN DIGESTIVA

Siéntate en una silla con la columna vertebral erguida pero relajado, con las manos sobre las rodillas y los dedos hacia abajo.

Coloca los dedos índice, corazón y anular entre las hendiduras de cada rodilla. Con una presión ligera, estos dedos estimulan los meridianos que atraviesan estas articulaciones.

Inspira suavemente la energía hacia el abdomen a medida que este va expandiéndose. Espira y deja que el vientre se contraiga espontáneamente.

Inspira por la nariz. La espiración puede ser por la nariz o por la boca.

Haz esto durante cinco minutos después de cada comida o cada vez que tengas problemas digestivos.

> **Un toque de atención: el karma**
>
> *El karma entra a través de tres puertas: pensamiento, palabra y obra. Cuando surge un pensamiento negativo, procura no convertirlo en palabra ni en acción. Nuestros pensamientos son nuestro karma. Nuestros gustos y aversiones, nuestras opiniones y nuestros conceptos (que nos impulsan a hablar y a actuar) crean más karma.*

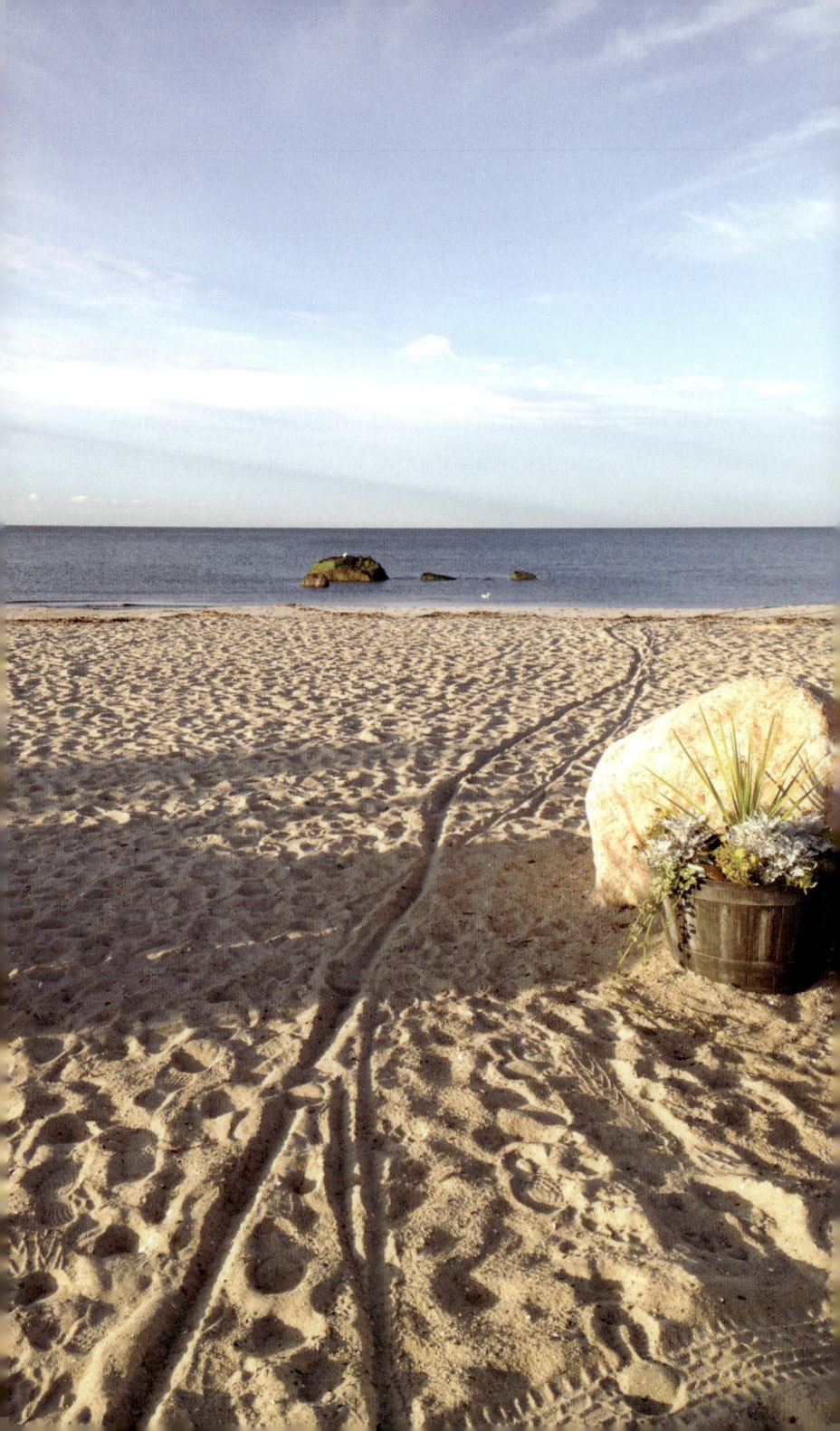

148. AFINAR LA RESPIRACIÓN

Cuando haces este ejercicio de respiración, estás «afinando» la respiración, fortaleciendo los músculos que participan en ella y ganando control respiratorio.

Recuéstate boca arriba. Relájate. Respira suavemente y de manera constante, centrando la atención en el movimiento del abdomen.

Al inspirar, deja que el abdomen se levante para llevar el aire a la mitad inferior de los pulmones.

Cuando la mitad superior de los pulmones se llene de aire, el pecho se alzará y el abdomen empezará a descender.

Al espirar, aprieta un poco para sacar hasta los últimos restos de aire del abdomen. Tras unos cuantos ciclos, alarga la espiración.

Hazlo durante diez ciclos.

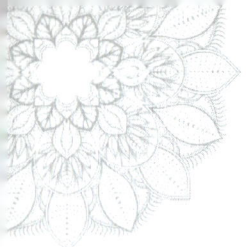

149. LLENAR LOS PULMONES

Siéntate o tiéndete en una posición cómoda. Relaja el cuerpo.

Trata de hacer una inspiración larga por la nariz y, cuando los pulmones estén llenos, di «uno».

Luego exhala todo el aire diciendo «dos».

Sigue hasta diez. ¿Cómo te sientes?

Repite el ejercicio durante todo el tiempo que desees.

> **Un toque de atención: la amabilidad**
>
> *La vida ya es lo bastante dura de por sí; ¿cómo no íbamos a ser amables? Todo el mundo puede aprender de la amabilidad y todo el mundo se merece nuestra benevolencia. Una de las mejores formas de demostrar compasión puede ser volvernos más afectuosos en nuestras relaciones cotidianas. Sé un poco más amable.*

150. SENTIR LA RESPIRACIÓN

A lo largo del día lleva contigo una sensación interna de apertura e integridad.

Utiliza la respiración para que te ayude a renovar esta sensación. La respiración es la clave de todo lo que sucede en nuestro interior.

Entrena la mente para que preste atención al espacio y la distancia entre las cosas.

Entrena tu percepción para sentir cómo el espacio lo conecta todo.

Deja que cada inspiración te enraíce más firmemente en tu solidez y que cada espiración se lleve tus preocupaciones e inseguridades.

Un toque de atención: el aprendizaje

Aprende de cualquier cosa que se presente en tu vida. Siempre aparece lo que necesitas aprender. Tanto si estás en tu casa como trabajando en la oficina o en cualquier otro sitio, el siguiente maestro aparecerá en ese preciso momento. Reconócelo y aprende de él. Y si el aprendizaje no viene seguido de reflexión y práctica, no es un verdadero aprendizaje.

151. MEDITACIÓN UUU

Siéntate cómodamente. Forma el sonido «UUU» con los labios.

Inspira por la nariz en siete pequeños impulsos.

Absorbe las siete inspiraciones.

Espira por las fosas nasales, contando hasta siete.

Repite veinticuatro veces por la mañana y por la tarde durante una semana. Siente cómo te vas volviendo más alerta y más lleno de energía.

> **Un toque de atención: el desapego**
>
> *Practica el arte de desapegarte y desarrollarás la paz interior. Vive plenamente lo que sucede en cada momento, prestando toda la atención posible, sin querer que las cosas sean distintas de como son. Desapégate de lo que esté sucediendo, sea bueno, malo o neutro.*

152. RESPIRACIÓN DEL SER COMPASIVO

Empieza en una posición cómoda. Cierra los ojos e imagina los seres más amorosos y compasivos que has conocido, o de los que hayas oído hablar, en tu vida.

Visualiza a esos seres compasivos reuniéndose sobre tu cabeza y fundiéndose en una sola entidad que brilla e irradia el calor y la luz del amor y la compasión.

Imagina que este ser desciende a tu corazón, donde toma la forma de una esfera de luz infinitamente radiante y compasiva que se funde con tu punto débil.

Al inspirar, inhala cualquier negatividad u oscuridad y llévala a esa esfera de luz de tu corazón, transformándola.

Al espirar, exhala en tu mente cualidades positivas y siente cómo la purifican.

Inspira la oscuridad y espira la luz durante unos momentos. Brillarás como el rayo de luz de un faro.

Haz este ejercicio entre diez y veinte minutos.

> **Un toque de atención:** **el escuchar**
>
> *Cuando aprendas a abrirte más, tendrás la posibilidad de escuchar en silencio. Las palabras son más hermosas cuando se acercan al silencio. Puedes aprender a escuchar el silencio tras las palabras, otras palabras y las palabras de tu mente.*

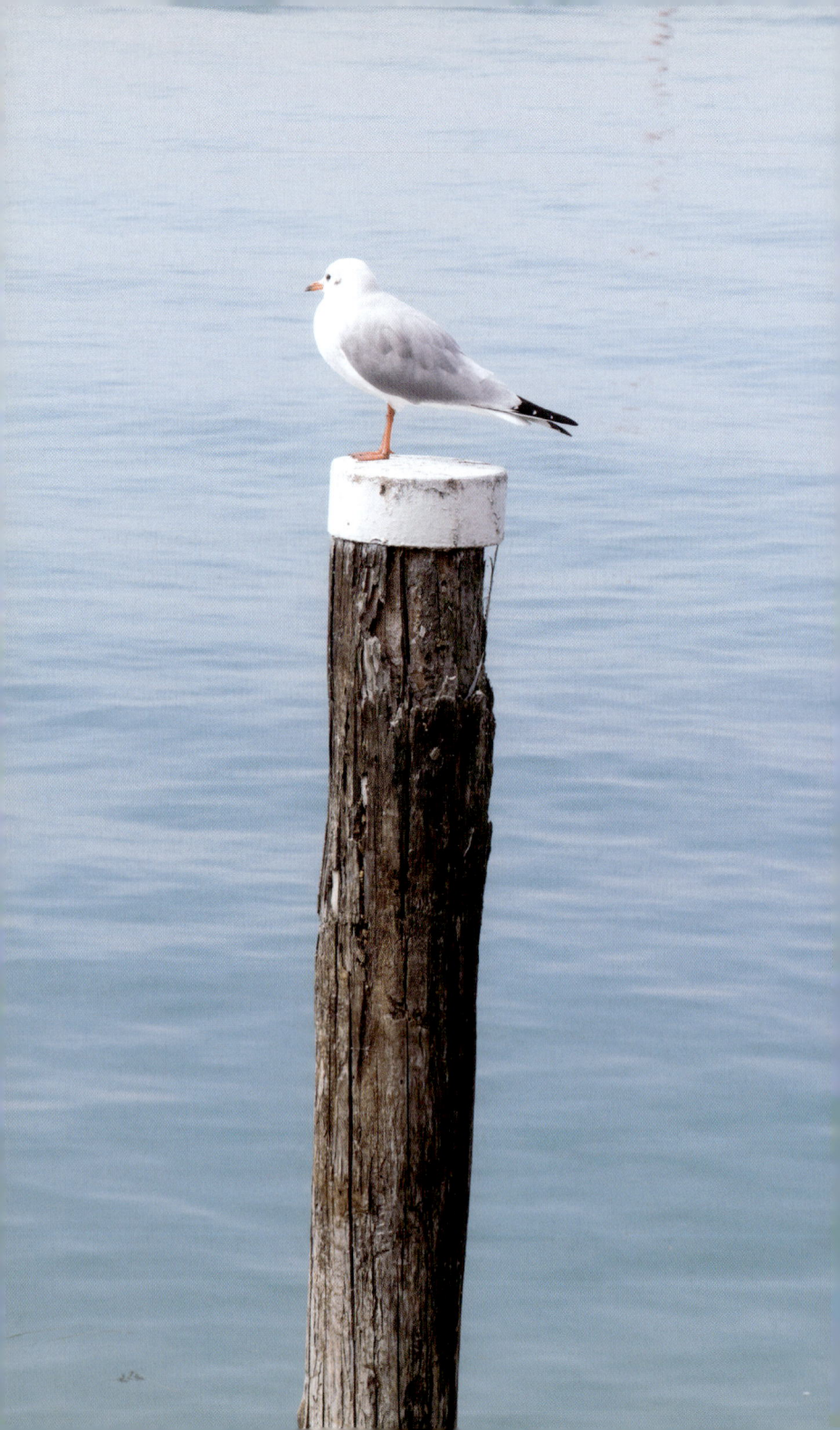

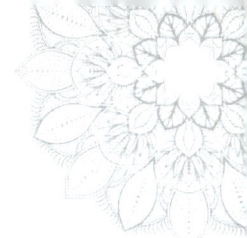

153. MUY INTERESANTE

Inspira. Descansa en el aliento que acaba de entrar.

Observa el espacio, la pausa. Descansa en el aliento que aún no ha salido.

Trata de descansar en el espacio entre respiraciones.

Espira suavemente. Observa el espacio, la pausa.

Hay una sensación de soltura que surge al dejar que la respiración ocurra por sí misma.

Haz este ejercicio durante diez minutos.

¡Cuando empieces a ver los espacios, la respiración se volverá muy interesante!

154. MEDITACIÓN DE LA CONCIENCIA DEL TIEMPO

Fíjate en la hora que es cuando te sientas y te relajas, respirando profundamente.

Cierra los ojos y concéntrate en la respiración.

Permanece sentado mientras estés cómodo.

Antes de abrir los ojos, trata de adivinar el tiempo que has pasado meditando.

Cuando mires el reloj, quizá te sorprendas por haber calculado más o menos tiempo de la cuenta.

Si tu cálculo es correcto, no te alegres. Si es incorrecto, no te decepciones. El objeto de este ejercicio es incrementar la conciencia.

Un toque de atención: el amor

El primer paso para entender y sentir amor es empezar a sentir amor por ti mismo. No te juzgues duramente. Si no sientes piedad por ti, no podrás amar a los demás, ni al mundo. Cuanto más amor puedas propagar, más gente podrás incluir en él, y más amor tendrás. Descubrirás el amor cuando dejes de recrearte en el egocentrismo, el miedo y la rabia.

155. TODOS LOS MOVIMIENTOS

Thích Nhat Hanh sugiere combinar la respiración con todos los movimientos del cuerpo: «Inspirando, me siento»; «Espirando, estoy limpiando la mesa»; «Inspirando, me sonrío».

Afirma que detener la avalancha indiscriminada de pensamientos y dejar de vivir en el olvido son logros extraordinarios. No importa cuántas veces tengas que recordarte a ti mismo ser consciente de la respiración.

La manera de hacer esto es centrarte en tu respiración y combinarla con la consciencia de cada actividad diaria. Esto desarrolla la concentración y nos ayuda a vivir despiertos.

> **Un toque de atención: la bondad**
>
> *Cuando te dejas guiar por la bondad, tu mirada puede traspasar la realidad aparente y contemplar la verdad. Cuando sonríes con compasión, estás ayudando a que tu bondad despierte. Di: «Que pueda estar bien. Que pueda estar en paz y a gusto. Que pueda ser feliz».*

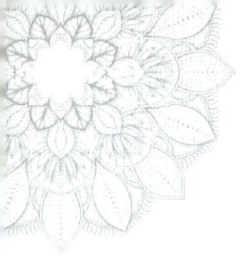

156. LUZ LÍQUIDA

Imagina un estanque profundo que es una fuente de vitalidad y energía.

Inspirando, siente la luz líquida surgir como una fuente por los pies, subiendo por las piernas, llegando a la columna y de ahí hasta la parte superior de la cabeza.

Espirando, la energía baja como una cascada hasta la tierra y te sientes purificado.

Realiza este ejercicio durante unos diez minutos.

Un toque de atención: la lealtad

El término japonés bushido, que significa «el camino del guerrero,» se refiere a la tradición de respeto y devoción entre los samuráis que se manifiesta en aspectos como la lealtad absoluta al maestro, la disciplina, el autocontrol y la disposición a sacrificar la propia vida. Brinda algo de la dedicación y lealtad de los samuráis a los valores que consideras importantes.

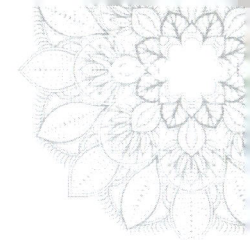

157. EL LEÓN FELIZ

Al prepararte para empezar el día, imagínate un gran león feliz estirándose y rugiendo.

Alza los brazos y ábrelos con las palmas hacia delante. Estírate. Respira. ¡Repite!

Lo mismo que el león feliz, salta al nuevo día rugiendo.

Un toque de atención: la meditación

La respiración es sencilla y está siempre a nuestra disposición; esto la convierte en la mejor ancla para meditar. Centrarte en la respiración calma la mente y proporciona la estabilidad necesaria para que desarrolles la concentración. Estudiarás sus matices y cómo cambia, y aprenderás a ser consciente del presente. Cuando surjan en tu mente pensamientos o imágenes, tan pronto como seas consciente de ellos, escribe mentalmente «pensar», «divagar» o «ver». Observa cuándo eres consciente del pensamiento o de la imagen, sin juzgar. Date cuenta de a dónde ha ido tu mente, luego deja que pasen los pensamientos o imágenes y regresa a la respiración.

158. RESPIRAR A TRAVÉS DEL PÁNICO

Si sientes pánico en una situación, haz un esfuerzo consciente por calmarte.

Aprende a detenerte, cerrar los ojos y respirar lenta y profundamente. Asegúrate de que te sientes cómodo con las inspiraciones y las espiraciones.

Siente cómo te vas relajando y disminuye la frecuencia de tus latidos. Controla el ritmo de tu respiración.

Practica la respiración consciente y, mientras tanto pon también una sonrisa en tu rostro. Relaja las mejillas y sonríe.

La combinación de respiración y sonrisa te mantendrá estable y te ayudará a recuperar el equilibrio. Si tu ancla es la respiración consciente, sonreír es tu punto de equilibrio. Tienes que combinar ambos para eliminar el pánico.

Haz esto entre diez y veinte minutos, hasta que empieces a sentirte más tranquilo.

159. RESPIRAR A TRAVÉS DE TU SONRISA

Siéntate en una posición cómoda y cierra los ojos. Relájate. Siente cómo tu rostro respira a través de tu sonrisa.

En la inspiración, siente el aire entrando por la nariz, pero también por el rostro y los ojos.

Deja que tu sonrisa espontánea y tu respiración se toquen. La sonrisa transforma la respiración. Quizá observes un incremento de saliva, y esto es bueno. A la saliva se le ha llamado «el elixir dorado» y contiene sustancias que ayudan a la salud general.

Al espirar, siente el aire saliendo por la nariz, los ojos, la boca y el rostro. Trata de sonreír a través del rostro durante cinco minutos.

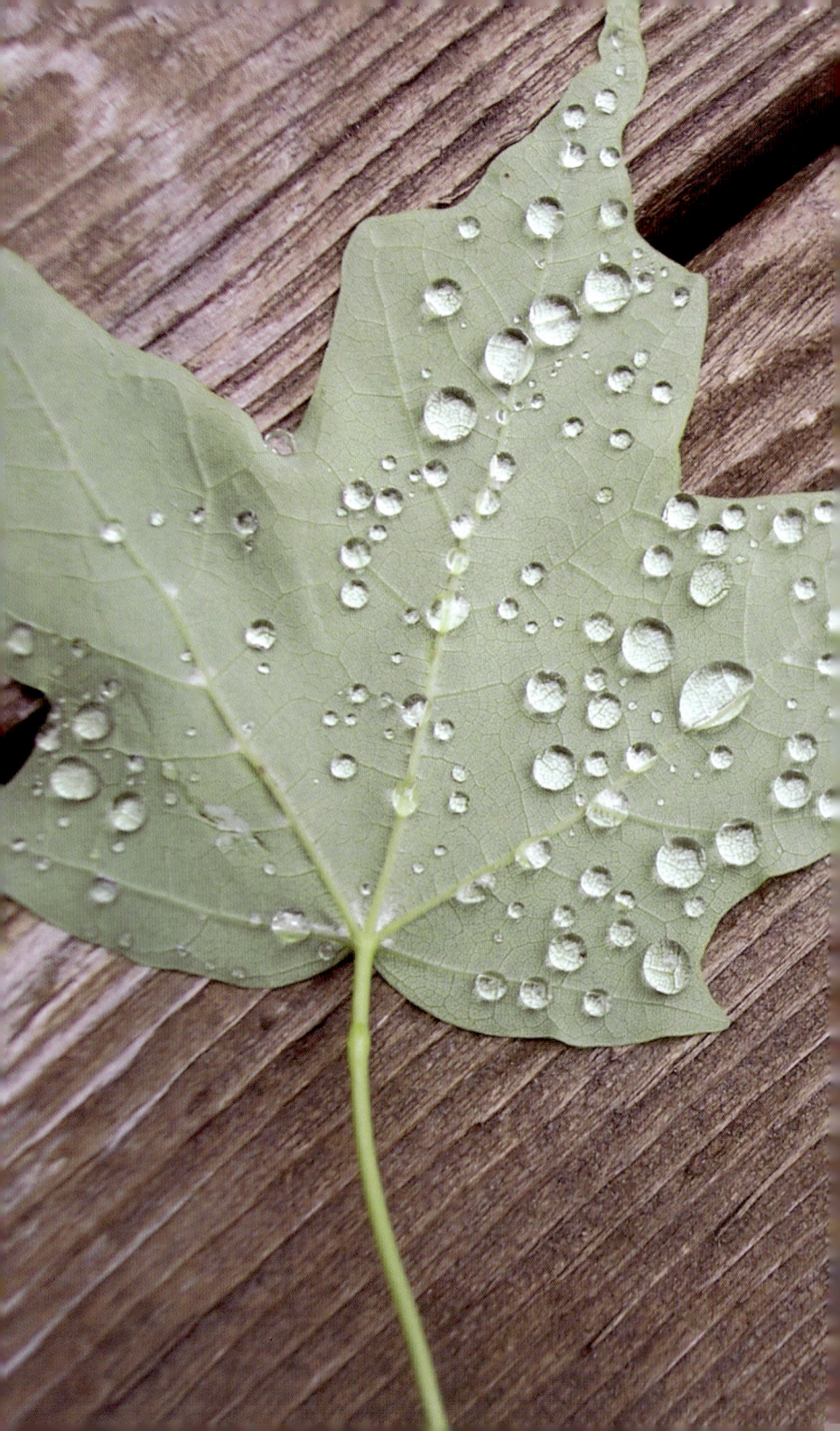

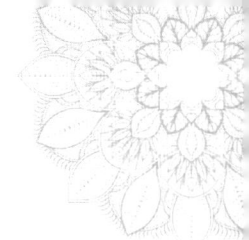

160. EQUILIBRAR LA AUTOMEDITACIÓN

Siéntate y observa la respiración hasta que estés sosegado. Inspira lenta y profundamente por la nariz. Luego espira lenta y profundamente. Sigue hasta que sientas cómo esa sensación de sosiego se extiende por tu cuerpo y tu mente.

Si eres diestro, concéntrate en el lado izquierdo de tu cuerpo, especialmente en la mano y el pie izquierdos. Haz lo contrario si eres zurdo.

Visualízate caminando en dirección a una puerta. Imagínate extendiendo la mano izquierda y abriendo la puerta con ella (Haz lo contrario si eres zurdo.)

En tu mente, empieza a atravesar el umbral prestando atención a dar el primer paso con el pie izquierdo (Si eres zurdo, con el derecho.)

Al atravesar el umbral, gira a la izquierda y cierra la puerta con la mano izquierda. (La contraria si eres zurdo.)

Una vez que hayas terminado la visualización, imagina una energía poderosa subiendo por tu lado izquierdo.

Haz esta visualización lentamente, al menos durante diez minutos.

Tras la meditación, procura llevar a tu vida esta consciencia desarrollada.

161. ESPACIO DE ATENCIÓN

Hagas lo que hagas, y estés donde estés, presta atención al espacio entre la inspiración y la espiración. Esto te permitirá controlar mejor la respiración, lo cual es muy útil para mejorar tu calidad de vida.

Esto hay que practicarlo durante la actividad, no sentado en meditación. Respira normalmente. Lo importante es estar atento al espacio entre la inspiración y la espiración.

Practícalo mientras comes. Sigue comiendo, pero permanece atento a ese espacio.

Presta atención al espacio entre la inspiración y la espiración. Céntrate en él; no ceses la actividad.

A lo largo de cualquier actividad que realices durante el día, presta atención al espacio entre la inspiración y la espiración.

162. BUSCAR LA BELLEZA

Cuando te encuentras en un lugar o circunstancia desagradables dedícale un momento a encontrar la belleza. Todo lugar y circunstancia pueden tener algo de belleza. Tanto si estás en un atasco de tráfico en pleno verano como en una sala de reconocimiento médico, puedes encontrar belleza a tu alrededor.

Respira hondo, olvídate de tus sensaciones de estrés e incomodidad y disfruta la belleza. Sigue respirando tranquilamente hasta que sientas que empiezas a relajarte. Saborea la belleza. Tras unos cuantos minutos, vuelve a centrarte en el lugar o en la circunstancia y observa si tu actitud ha cambiado.

Un toque de atención: los recuerdos

¿Hay algo que necesites dejar ir o con lo que te haga falta hacer las paces? ¿Hay algún recuerdo perturbador que todavía te persiga? Dedica entre veinte minutos y una hora a escribir el argumento básico y los diálogos de este recuerdo. Reescribe la obra y añádele lo que has aprendido o ganado al sobrevivir esta circunstancia. Luego vuelve a reescribir una última vez, en esta ocasión enfocándolo no como un relato propio sino como algo que podría servirles a otros. Dejarás de sentir ese recuerdo como algo personal y te será más fácil desprenderte de él tras realizar este ejercicio.

163. RECUPERAR LA ALEGRÍA

Cuando te encuentres un poco bajo de ánimos o deprimido, prueba esto para tranquilizar la mente y el cuerpo y recobrar la alegría.

Di:
- » «Estoy inspirando y haciendo que mi aliento y mi cuerpo se sientan ligeros y en paz».
- » «Estoy espirando y haciendo que mi aliento y mi cuerpo se sientan ligeros y en paz».
- » «Estoy inspirando y haciendo que mi cuerpo entero se sienta ligero, en paz, y dichoso».
- » «Estoy espirando y haciendo que mi cuerpo entero se sienta ligero, en paz, y dichoso».
- » «Estoy inspirando mientras mi mente y mi cuerpo se sienten dichosos y en paz».
- » «Estoy espirando mientras mi mente y mi cuerpo se sienten dichosos y en paz».

Prueba esto durante veinte, treinta o sesenta minutos según tu capacidad y el tiempo del que dispongas.

164. RESPIRACIÓN EN TRES PARTES-II

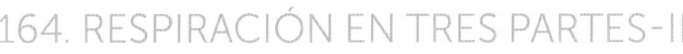

Tiéndete con las rodillas flexionadas o en la postura de relajación con las piernas abiertas. Mantén los hombros y la cabeza un poco más elevados que el resto del cuerpo.

Inspira normalmente por la nariz y luego divide la espiración en tres partes iguales, exhalando por la boca o por la nariz y deteniéndote muy brevemente entre cada parte.

Inspira, espira-pausa, espira-pausa, espira-pausa.

Respira normalmente una o dos veces.

Vuelve a empezar.

Inspira, espira-pausa, espira-pausa, espira-pausa.

Respira normalmente una o dos veces.

Imagínate que estas pausas son pequeñas barras de pan recién hecho, todavía caliente.

Trata de hacer este ejercicio durante diez ciclos.

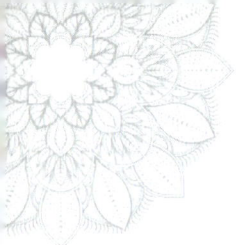

165. EL CICLO DE LA VIDA

Siéntate cómodamente y cierra los ojos. Sé consciente de que los árboles y las plantas participan en la creación del aire que respiras. Los animales respiran el mismo aire. Otros seres humanos respiran el mismo aire. Este es el ciclo de la vida. Céntrate en la respiración, reflexiona profundamente sobre este fenómeno y siente la conexión entre todos los seres. Inspira hondo por la nariz y espira lentamente por la boca o la nariz. Cada vez que te salgas del ciclo, deja que tu respiración te lleve de vuelta. Respira y medita de esta manera durante diez o veinte minutos.

Un toque de atención: la atención plena

Una piedra en el bolsillo o cualquier otro objeto que elijas puede servirte de maestro, un recordatorio para cuando te encuentres viviendo en piloto automático y dejes de ser consciente de lo que te rodea. Un recordatorio puede enseñarte a detenerte y regresar a la respiración. Volver a empezar es una parte importante de esta práctica y constituye uno de los grandes pilares para desarrollar la atención plena. Siempre se puede volver a empezar.

166. MASAJE INTERIOR

Este ejercicio te invita a masajear el interior de tu organismo utilizando la mente.

Recorre tu cuerpo con la atención como si esta fuera una brisa suave que te saliera de dentro. Respira con normalidad.

Deja que la mente se mueva libremente por todo el cuerpo, sobre todo por las áreas enfermas o en las que sientas molestias.

Lleva la mente de un lado a otro como un foco de luz.

Observa las sensaciones corporales, y cómo cambian.

Si pierdes la concentración, regresa a la respiración y sigue recorriendo el cuerpo con la mente.

Enfoca ahora la atención en el interior del cuerpo y dedica entre diez y quince minutos a permanecer sentado respirando, sintiendo el movimiento de la respiración en los órganos y a su alrededor.

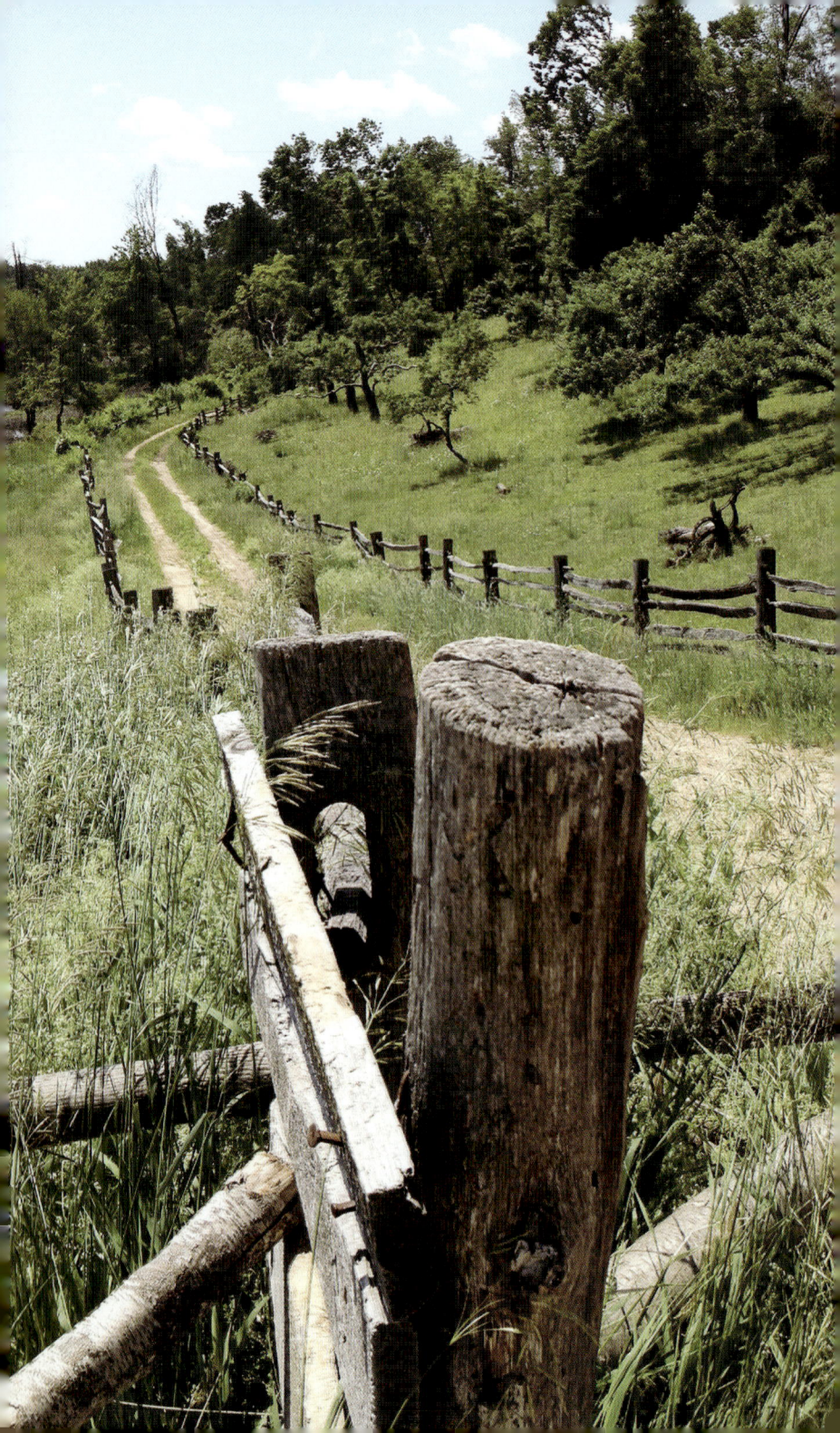

167. EXPANSIÓN DEL ABDOMEN

Prueba este ejercicio respiratorio meditativo empleando el abdomen.

Siéntate y observa cómo respiras normalmente y qué partes expandes y contraes. Comprueba si respiras principalmente por la nariz o por la boca, si tu estómago se expande o permanece igual con cada respiración, si tu pecho se eleva o permanece nivelado. Presta atención a lo que sucede en tu cuerpo cuando respiras normalmente.

Luego empieza a hacer un esfuerzo consciente para expandir el abdomen durante la inspiración. Inspira profunda y lentamente por la nariz centrándote en el abdomen.

Esfuérzate también conscientemente en contraerlo durante la espiración. Espira profunda y lentamente y haz un esfuerzo consciente por contraer el abdomen.

Realiza esto durante veinte ciclos.

Termina la meditación respirando normalmente. Ahora deberías notar que respiras de una forma más relajada y rítmica.

168. MEDITACIÓN DE LA SONRISA INTERIOR

Cierra los ojos, esbozando una media sonrisa, y siente cómo la sonrisa de tus labios va subiendo a los ojos. Relájate y empieza a inspirar y espirar lentamente por la nariz. Disminuye el ritmo de la respiración.

Cuando sientas los ojos llenos de la energía de tu sonrisa, puedes comenzar a expandir esta energía por todo el cuerpo.

Sonríele a la mandíbula, la lengua, el cuello, la garganta, el corazón, los órganos internos, los músculos, las articulaciones, etc., hasta que hayas mandado tu sonrisa a cada parte de tu cuerpo.

Ponle una sonrisa a lo que tragas para que recorra todo el sistema digestivo.

Sonríe desde los ojos hasta la columna.

Relájate y afloja el cuerpo. Luego puedes llevar la sonrisa otra vez a tus ojos para completar la meditación. Esto debería llevarte unos diez minutos.

169. EL PRIMER CHAKRA

Siéntate tranquilamente, cierra los ojos y respira unas cuantas veces de forma lenta y profunda, relajándote.

Centra suavemente tu atención en el perineo, el área situada entre el ano y los genitales. Contráelo en la inspiración y relájalo en la espiración.

Imagina una sensación de poder que surge de lo más hondo de la tierra y que llega hasta este centro raíz.

A medida que aumenta, mantén la atención fija en esta poderosa energía magnética en la base de tu columna.

Centrándote en la base de la columna imagina que con cada respiración, la energía aumenta y se acumula ahí.

Sigue relajándote, y siente las sensaciones en el coxis, el perineo, el ano y en lo más hondo de tu cavidad pélvica, la base de tu cuerpo.

Sintiendo tu centro raíz, respira durante diez minutos o más como si la energía de la tierra estuviera entrando directamente en ti desde abajo. Siente la fuerza y el poder de esta energía.

170. CAMINATA PRANAYÁMICA

Echa a andar y simplemente fíjate en tu respiración mientras caminas. No importa lo larga que sea la caminata.

Inspira y espira deliberadamente por la nariz, aunque pueda parecerte más natural o más fácil por la boca.

Al respirar conscientemente por la nariz, estás utilizando el sistema natural de filtración del cuerpo.

Ahora tu caminata se ha convertido en una meditación en movimiento.

Uno de los efectos más importantes de las técnicas para ser consciente de la respiración, es que así te acostumbras a observarla. Observar la respiración te permite cambiar la postura y la forma de pensar, equilibrándolas y centrándolas. Cuando centras el cuerpo, al ser consciente de tu respiración, puedes estar más presente en el mundo.

Procura estar totalmente presente en el paseo que estás dando. Regocíjate de vivir este momento y de disfrutar de una mayor energía.

Cada vez que pierdas la concentración en la respiración mientras caminas, vuelve a la respiración lo antes posible. No te preocupes de que esto te pueda ocurrir, ya que de hecho te ocurrirá.

171. SONRIÉNDOTE

Siéntate. Relaja los ojos y deja que la sensación de relajación se expanda por toda tu cara.

Ahora imagínate que alguien muy importante para ti te está sonriendo. Respira lentamente con inspiraciones y espiraciones profundas.

Deja que su sonrisa entre en ti y sonríele tú también.

Mantén esto durante varios minutos y pronto sonreirás espontáneamente.

Si tu atención se distrae de la respiración, no te preocupes. Ocurrirá miles de veces. Alégrate de volver a la respiración. No te preocupes por tener que hacerlo miles de veces. Es por eso por lo que a estos ejercicios se los llama prácticas.

> **Un toque de atención: la moderación**
>
> *La moderación es la única forma de encontrar el verdadero equilibrio, y la mejor manera de vivir plenamente y siendo totalmente consciente. El placer con moderación relaja y templa el espíritu. Ralph Waldo Emerson lo expresó más elocuentemente: «Moderación en todas las cosas, especialmente en la moderación».*

172. RESPIRAR DURANTE UNA CONVERSACIÓN

Al hablar con alguien, puedes tener una conversación más sustanciosa si te centras en tu respiración. Es un acto sencillo, pero te lleva al presente, el momento en el que se está produciendo la conversación, y así eres más consciente de su contenido y de tus palabras. Presta atención a la respiración mientras conversas respirando por la nariz con inspiraciones y espiraciones largas y ligeras. Continúa con la respiración mientras escuchas las palabras del otro y tus propias contestaciones. Tanto si estás escuchando como hablando, sigue atento a la respiración durante toda la conversación. Cada vez que la pierdas de vista, vuelve suavemente a tomar conciencia de la misma. Disfruta la conversación en el momento.

Un toque de atención: la moralidad

La esencia de la moralidad podría resumirse en el precepto de no hacer daño a nadie, ni siquiera con palabras. La dicha que sientes al actuar de acuerdo con la ética da paso a la alegría que surge de la concentración y la pureza de la mente. Cuando la mente permanece centrada y estable, tenemos una paz interior y una serenidad que son mucho más profundas y satisfactorias que la alegría que nos proporcionan los placeres sensuales.

173. RESPIRACIÓN A

La vocal A es considerada la fuente de todo el habla y el sonido, el sonido de la apertura.

Permite que el sonido A surja naturalmente con tu respiración. Inspira lenta y profundamente por la nariz. Al espirar por la boca, produce el sonido A. Déjalo salir mientras la respiración lo permita. Disfruta de este sonido apacible y expándelo por el mundo.

Úsalo para eliminar todos los sentimientos de imperfección, toda la culpa, todas las energías negativas que haya en ti. Un sonido de una sola letra puede crear un sentimiento bastante positivo en tu interior.

Siéntete puro, sano y fuerte. Relájate con el ejercicio y sé uno con el sonido entre cinco y diez minutos.

174. CONCIENCIA DE LOS PENSAMIENTOS Y LOS ESPACIOS

Siéntate y cierra los ojos. Relájate.

Date cuenta de que estás inspirando. Inspira por la nariz.

Date cuenta de que estás espirando. Espira por la boca o por la nariz.

Sé consciente de un pensamiento cuando brota en tu mente. Sonríele.

Sé consciente del final de un pensamiento cuando sale de tu mente. Sonríele.

Sé consciente del espacio entre los pensamientos en tu mente.

Sé consciente de que no estás atrapado en el pensamiento.

Siéntete sosegado y estable. Céntrate en el momento.

Sigue practicando hasta que llegues a sentir la conciencia plena.

175. ESPIRAR LA SOMNOLENCIA

Si te sientes amodorrado, no te tomes un café ni una bebida energética; abre los ojos y repasa mentalmente tu cuerpo o concéntrate en la respiración.

Empieza por repasar tu cuerpo externo. Sé consciente de tus miembros, manos, pies, cabeza y torso.

Luego repasa tu cuerpo interno. Sé consciente de tus órganos, huesos, sangre y células. Mientras lo haces, concéntrate en la respiración, haz inspiraciones profundas y lentas por la nariz y espiraciones constantes por la boca o la nariz.

Puedes contar las respiraciones para ayudarte a estar presente. Cuando pierdas la cuenta, vuelve a empezar.

Si puedes practicar la respiración consciente durante cinco minutos, permitiéndole al cuerpo descansar, dejarás de estar absorto en tus pensamientos.

Si eres capaz de dejar de concentrarte en tus pensamientos y dejar de creértelos, aumentará la calidad de tu existencia. Disfrutarás de más paz, relajación y descanso. Ya no te sentirás somnoliento.

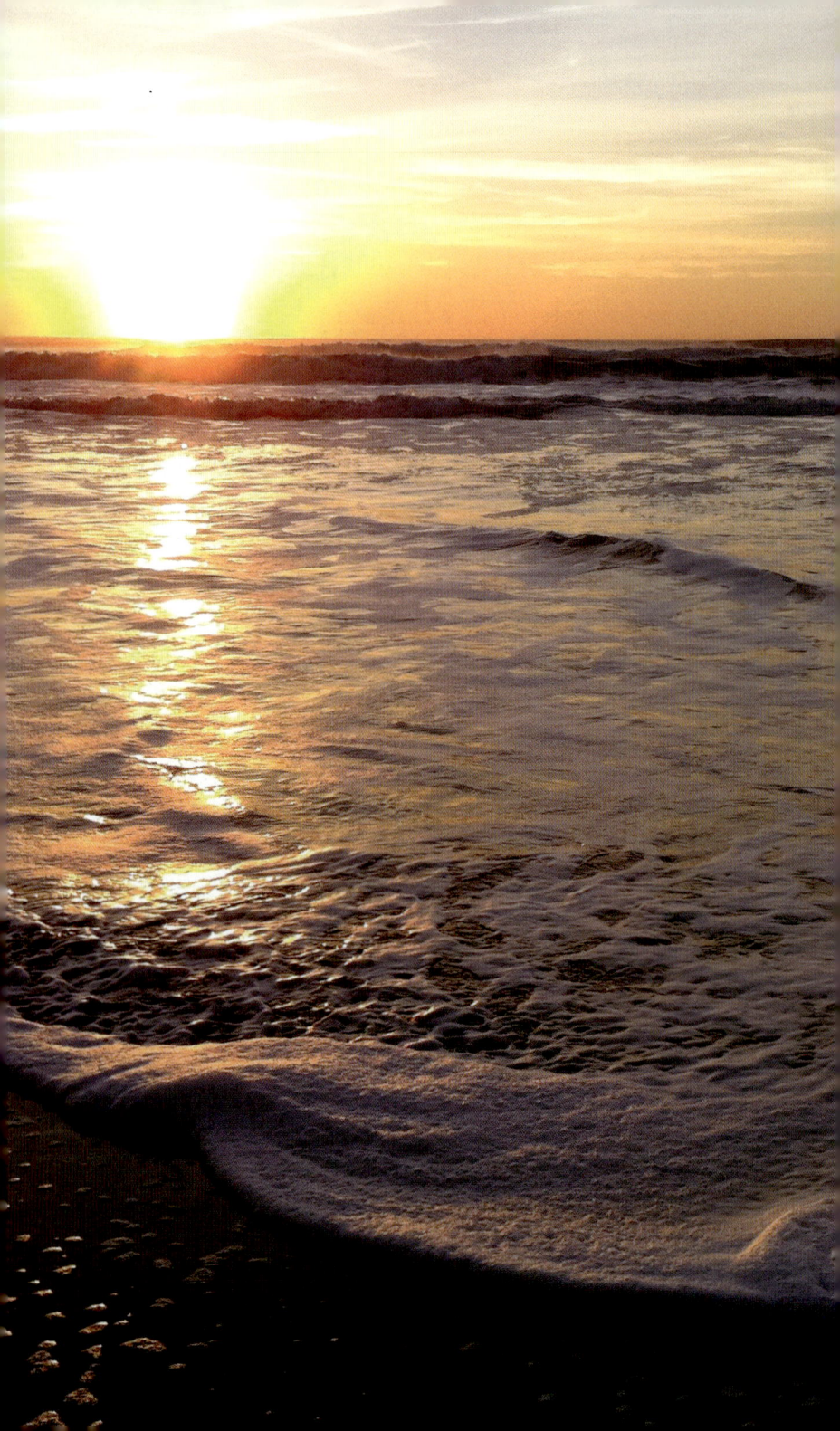

176. CONCIENCIA DIARIA

Es importante que en tu vida cotidiana aprendas a practicar la consciencia plena de la respiración.

Puedes empezar a entrar en el presente volviéndote consciente de tu respiración.

Inspirando y espirando, puedes sonreír para afirmar que tienes el control de ti mismo.

Por medio de la consciencia de la respiración puedes despertar y estar presente en el ahora.

La consciencia plena de tu respiración te ayuda a dejar de divagar perdido en pensamientos confusos e interminables.

Haz esto durante cinco minutos varias veces al día.

177. MEDITACIÓN EXAMINANDO EL CUERPO

Acuéstate boca arriba en la postura de relajación, sin cruzar las piernas, con los brazos a los costados, las palmas hacia arriba y los ojos abiertos o cerrados.

Céntrate en la respiración, en cómo entra y sale el aire. Respira lenta y profundamente inspirando por la nariz y espirando por la boca o la nariz.

Cuando empieces a sentirte cómodo y relajado, tras varias respiraciones lentas y profundas, dirige la atención a los dedos del pie izquierdo.

Conecta con cualquier sensación en esa parte del cuerpo mientras permaneces atento a la respiración. Te puede ayudar imaginarte cómo cada respiración va hacia el punto al que estás dirigiendo la atención. Concéntrate en los dedos del pie izquierdo durante uno o dos minutos.

Luego dirige el foco de concentración a la planta del pie izquierdo y mantenlo allí durante uno o dos minutos mientras sigues prestando atención a tu respiración.

Sigue el mismo proceso pasando al tobillo, la pantorrilla, la rodilla, el muslo, la cadera, etc., del lado izquierdo. A continuación pasa al lado derecho empezando, una vez más, por los dedos del pie, y siguiendo hasta que hayas recorrido todo el cuerpo.

Presta una atención especial a la cabeza: la mandíbula, la barbilla, los labios, la lengua, el paladar, las fosas nasales, la garganta, las mejillas, los párpados, los ojos, la frente, las sienes y el cuero cabelludo.

Finalmente céntrate en la parte superior de la cabeza, la más alta del cuerpo.

La meditación examinando el cuerpo puede durar entre diez y veinte minutos.

Luego déjate llevar e imagina que revoloteas por encima de ti mismo mientras tu aliento se desprende de ti y se expande por el universo. Saborea este aliento porque es muy valioso.

Un toque de atención: la motivación

Es importante ser consciente de lo que estás haciendo cuando hablas, de la motivación que subyace bajo tus palabras. Sin embargo, solemos actuar por la fuerza de la costumbre, y no nos damos cuenta de cuáles son los verdaderos motivos que nos impulsan. Cuanto más consciente seas de tu motivación, más probabilidades habrá de que tus palabras sean un reflejo de tus valores más profundos.

178. EXPANDIR LA RESPIRACIÓN

Exhala todo el aliento por la nariz o por la boca encogiendo los músculos del estómago.

Usa el pulgar derecho para cerrar la fosa nasal derecha e inspira lentamente por la izquierda.

Llena los pulmones hasta una capacidad con la que te sientas cómodo y cierra la fosa nasal izquierda con el dedo que te resulte más cómodo utilizar. Contén la respiración durante el mayor tiempo posible, pero no intentes sobrepasarlo. Sé consciente de tus límites.

Luego abre la fosa izquierda mientras mantienes cerrada la derecha y espira lentamente por ella.

Una vez más, expulsa todo el aliento por la nariz encogiendo los músculos del estómago.

Ahora emplea el pulgar izquierdo para cerrar la fosa nasal izquierda e inspira lentamente por la derecha.

Llena los pulmones sin forzar su capacidad y cierra la fosa nasal derecha con el dedo que te resulte más cómodo utilizar. Contén la respiración todo el tiempo que puedas.

Repite el ciclo cinco veces en cada sesión, aumentando paulatinamente hasta doce veces.

179. IR DE COMPRAS Y RESPIRAR

Ir de compras a unos almacenes, ya sea por comida, ropa o cualquier otra cosa que se te ocurra, es una buena ocasión para ser consciente de la respiración. Te ayudará a comprar conscientemente.

Cuando vayas a comprar algo, haz una pausa a la entrada de la tienda y respira conscientemente tres veces para calmarte y orientarte antes de entrar. Inspira por la nariz y espira por la boca.

Deja que el cuerpo se relaje antes de empezar y trata de esbozar una sonrisa. Realiza tus compras de manera consciente.

Cuando pases por caja o salgas de la tienda, respira profundamente y permanece presente. ¿Han cambiado tus compras porque estás más despierto y consciente?

Un toque de atención: la música

¿Disfrutas de los placeres de los sentidos, como escuchar música, pero llega un momento en que te cansas de ellos? ¿Durante cuanto tiempo puedes escuchar música y que esta siga siendo agradable? Al contrario, la felicidad que surge de la concentración de la mente es refrescante. Te vigoriza. Cuando no hay ningún anhelo, eres libre para disfrutar de lo que haces, libre para escuchar la música que existe en todas las cosas.

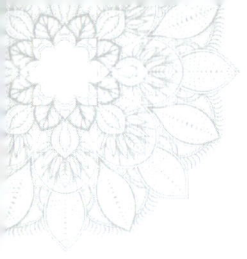

180. EL DESCANSO

Tómate unos momentos de descanso consciente, ya sea una pausa para tomar café o un vaso de agua, una visita al cuarto de baño o un breve paseo por el corredor. Sea lo que sea lo que hagas en el descanso, concéntrate en tu respiración.

Presta atención a lo que te rodea. Sigue respirando de forma constante.

Sonríe. Termina el descanso y sonríe.

> **Un toque de atención: el no hacer**
>
> *La meditación es no hacer. No consiste en tratar de hacer algo o en conseguir alguna cosa. Recalca la importancia de hacer lo que estás haciendo y de estar donde estás ahora. Cuanto más complicado se vuelve el mundo, y más se entromete con tu espacio psicológico personal y tu privacidad, más importante es practicar el no hacer.*

181. CONTAR HACIA ATRÁS-I

Medita contando hacia atrás desde cien. Empieza con unas cuantas respiraciones lentas y profundas. Inspira y espira por la nariz. Deja que la nariz actúe como un filtro para el aire que entra.

Visualízate remando hacia una isla en una barca, y con cada tirón de los remos siente los movimientos y tu respiración volviéndose más lenta, más prolongada y más relajada.

Cuando llegas a cero, alcanzas a la isla y puedes continuar con una meditación silenciosa. Tu respiración se volverá automáticamente relajada y constante.

> ### Un toque de atención: el no hacer daño
> *Nadie que se quiera de verdad a sí mismo podría hacerle daño a otro, porque se estaría haciendo daño a sí mismo. La esencia de la moralidad y la virtud se resume en la sabiduría de no hacer daño a los demás, ni siquiera con palabras.*

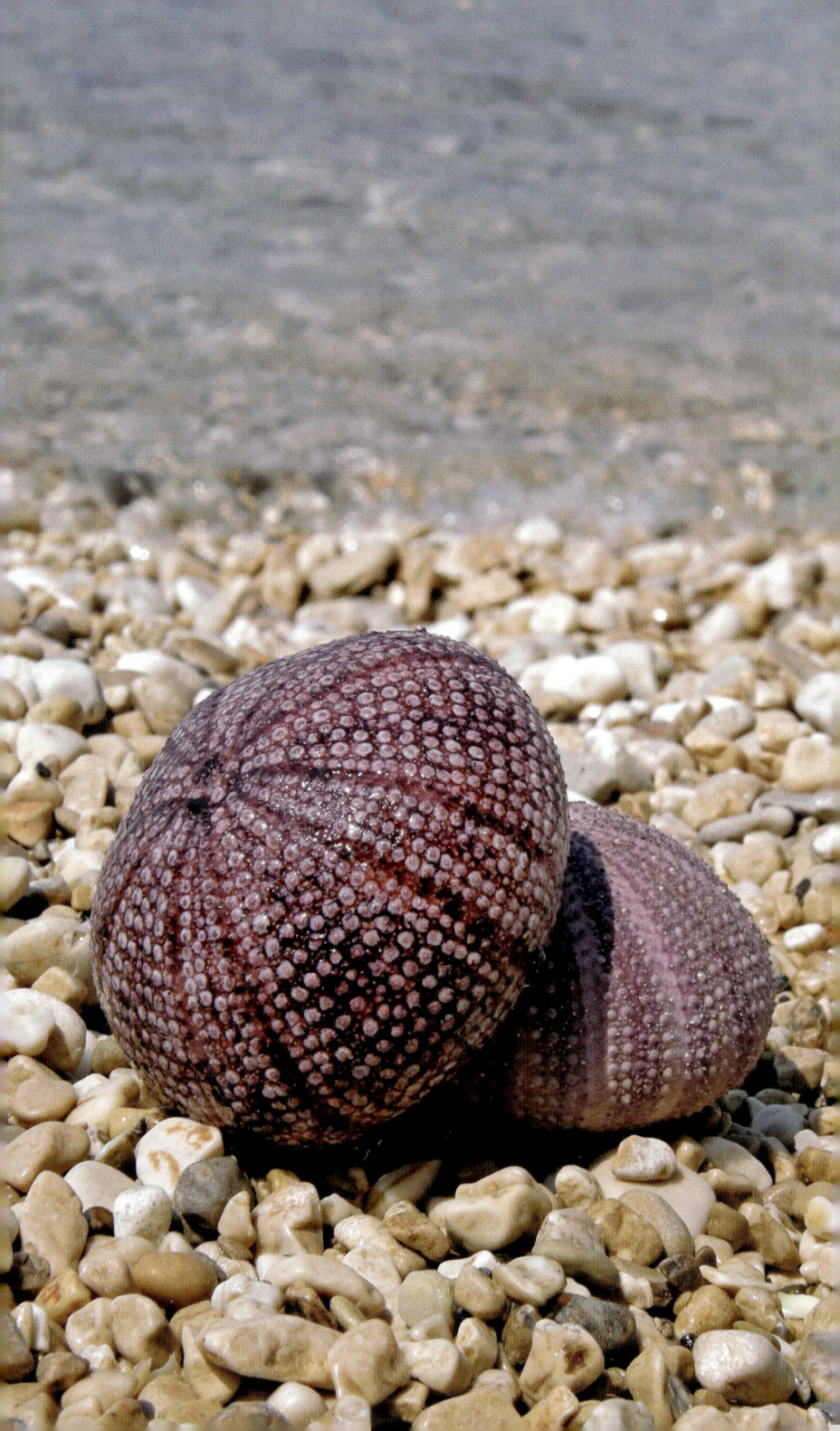

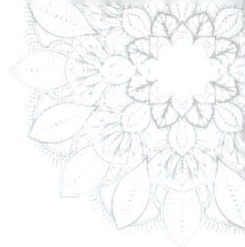

182. FLEXIÓN ANTERIOR

De pie con los pies alineados con las caderas y las rodillas ligeramente flexionadas, inclina el torso hacia los muslos. Inspira unas cuantas veces profundamente por la nariz y espira por la nariz o la boca. Relájate.

En la inspiración, deja que el peso de la respiración haga caer el torso para que la columna vertebral se estire. Al espirar, deja sueltos los omoplatos.

Se producirá una oscilación natural de todo el cuerpo que liberará tensiones profundas. Este ejercicio es relajante y reconfortante.

Contempla pasivamente las sensaciones que surgen con la inspiración y con la espiración.

Al centrar tu atención y tu respiración, tendrás una mayor sensación de arraigo.

Practica la flexión anterior todo el tiempo que quieras, siempre que te encuentres cómodo. Es calmante, pero al mismo tiempo vigorizante.

183. ENFRENTÁNDOTE A LA VIDA

Siéntate con los brazos extendidos hacia delante, ligeramente bajo la altura de los hombros y en paralelo con el suelo.

Cierra la mano derecha formando un puño.

Cubre el puño con la mano izquierda de manera que los dedos de esta mano queden sobre los nudillos del puño. Las palmas de las manos se tocan por el extremo próximo a la muñeca.

Endereza los pulgares, extendiéndolos de modo que los bordes se toquen.

Concentra la mirada en los pulgares.

Inspira durante cinco segundos, espira durante otros cinco y contén la respiración durante quince.

Empieza con tres o cinco minutos, llegando con el tiempo hasta los once.

Este ejercicio de centrado puede ayudarte a enfrentarte con situaciones difíciles que surgen con más frecuencia de lo que nos gustaría.

184. SOLIDIFICAR LA RESPIRACIÓN

Siéntate y respira normalmente durante unas cuantas rondas. Cierra las manos formando puños, rodeando con los dedos el pulgar sin apretar mucho.

Luego aprieta los pulgares firmemente con una presión constante y mantenla durante un minuto. Tan pronto como lo hagas, tu respiración se volverá notablemente más profunda y fuerte. Cuanto más fuerte aprietes los pulgares, más profunda se volverá tu respiración y más fuerza sentirás.

Tu mente se calmará.

Aguanta un minuto más y suelta los pulgares, dejando que la respiración vuelva a su estado original.

Puedes desarrollar este ejercicio apretando los pulgares con más fuerza y manteniendo la presión durante más tiempo.

Hacer esto profundizará y consolidará tu respiración y tu conexión con la tierra.

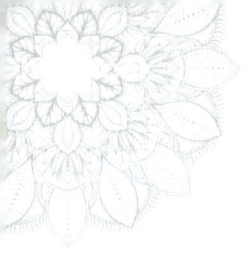

185. CONCENTRARSE EN LA ESPIRACIÓN

Puedes trabajar con la ansiedad centrándote en las espiraciones y alargándolas conscientemente de forma gradual. Al concentrarte en las espiraciones, liberas la ansiedad que estás sintiendo y la reemplazas por serenidad. Empieza respirando normalmente. Mide la duración de la espiración.

Si durante tu espiración normal cuentas hasta seis, alárgala hasta siete durante unos cuantos ciclos de respiración, luego hasta ocho, y sigue así hasta que encuentres la longitud en la que te sientas a gusto.

Haz este ejercicio durante el menos diez ciclos.

Un toque de atención: no juzgar

Una mente que juzga está constantemente saturada de críticas y quejas, dominada por una incesante conversación interna que apoya al ego. Todos los síes/noes, buenos/malos, correctos/incorrectos refuerzan las facultades críticas de la mente. Cuando surge una crítica, si la aceptas sin prestar mayor atención a su contenido, sin juzgarla, pierde todo su poder. Si simplemente eres consciente de que la mente está juzgando, y reconoces estos juicios con una atención comprensiva y limpia, la mente crítica comienza a desaparecer.

186. PULSO ELEVADO

Cuando sientas que el pulso o los latidos del corazón están acelerándose, deja lo que estés haciendo y descansa. Tómate unos minutos para tratar de recuperar el control.

Durante el descanso respira lenta y profundamente, inspirando por la nariz y espirando por la boca. Mientras respiras, trata de pensar de qué otra manera podrías calmarte.

Reemplaza los pensamientos que refuercen el estrés y la agitación por pensamientos tranquilizadores.

Cuando sientas que el pulso o los latidos cardiacos empiezan a normalizarse, reanuda la actividad.

Un toque de atención: la nutrición

Practica el consumo de alimentos consciente. Prométete a ti mismo ingerir únicamente alimentos que preserven la paz, el bienestar y la alegría en tu cuerpo y en tu consciencia. Buda nos aconsejó que identificáramos los tipos de nutrientes que alimentan nuestro dolor y sencillamente dejáramos de ingerirlos. En el momento en que decides dejar de alimentar tu sufrimiento, se abre un camino a tus pies. Puedes aplicar este ejercicio a todo lo que ingieres a través de todos los sentidos.

187. SEIS ESPIRACIONES CURATIVAS

Las seis espiraciones curativas son un antiguo ejercicio respiratorio taoísta. Este sencillo ejercicio puede realizarse en cualquier postura y es una manera estupenda de llenarte de energía.

La pronunciación, el sonido y el orden admiten variaciones. En mi opinión, el ejemplo que viene a continuación es una buena forma de practicar el ejercicio.

Hay que inspirar profundamente por la nariz y dejar que el aire salga lentamente por la boca. Permite que la nariz sea un filtro purificador para el aire que entra en ti.

Hay una manera de inspirar y seis de espirar: SSSS (sonido de los pulmones), GUUU (sonido de los riñones), SHHH (sonido del hígado), HAAA (sonido del corazón), HUUU (sonido del bazo), JIII (sonido del equilibrado de energías): SSSS GUUU SHHHH HAAA HUUU HIII.

Haz los seis sonidos, tres veces cada uno.

Las variaciones pueden encontrarse en libros y en internet; todas benefician a la salud y reducen el estrés.

Cuando sientas que te estás enfadando, respira contando al menos hasta diez. Habrás oído este consejo a menudo: cuenta hasta diez.

188. ESPIRAR LA IRA

Cuando sientas que te estás enfadando, haz una inspiración larga y profunda por la nariz y, al hacerlo, di una serei de «unos» mentalmente.

Luego relaja todo el cuerpo al espirar.

Repite el mismo proceso con el número dos, y sigue hasta llegar *al menos* a diez (hasta veinticinco si estás muy enfadado).

Lo que consigues al hacer esto es despejar la mente con una versión reducida de un ejercicio de meditación. Contar y respirar es una combinación tan relajante que es prácticamente imposible seguir enfadado una vez que hayas terminado.

El aumento de oxígeno en tus pulmones y el tiempo transcurrido entre el momento en que te enfadaste y el momento en que terminaste el ejercicio te permiten ver las cosas con otra perspectiva.

Esta práctica es igualmente eficaz para trabajar con el estrés o la frustración. Pruébalo siempre que te sientas un poco molesto. La verdad es que este ejercicio es una forma genial de pasar uno o dos minutos estés o no enfadado.

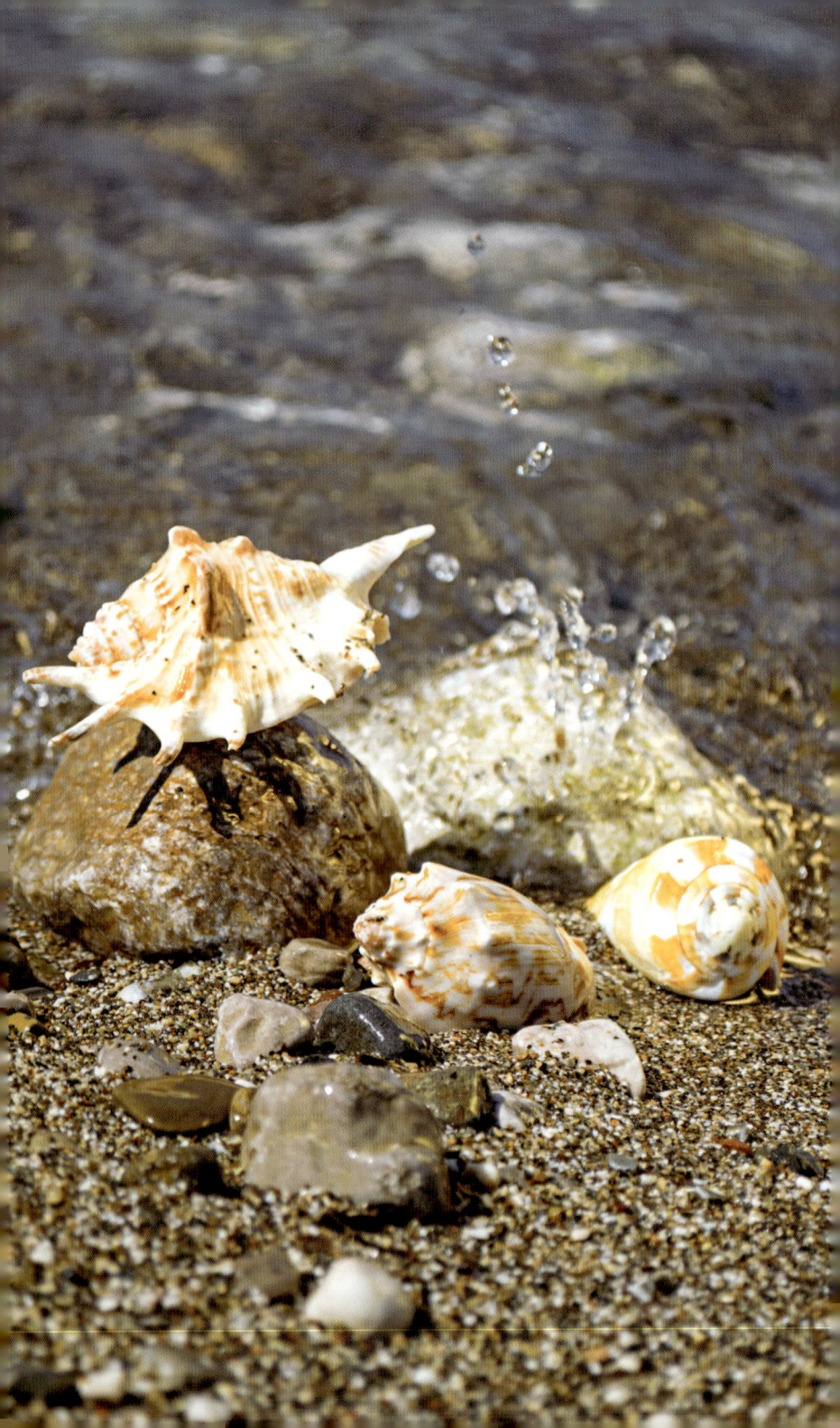

189. RESPIRACIÓN DEL SOL

Haz un ejercicio de respiración del sol antes de la meditación o de irte a dormir.

De pie en la postura de la montaña, erguido como si una cuerda tirara hacia arriba de tu cuero cabelludo, con las manos a los costados, inspira por la nariz concentrándote en el abdomen, mientras extiendes los brazos.

Espira.

Inspira y lleva las manos al pecho, en la posición *namaste*, o de oración.

Suelta las manos y espira; luego inspira, elevando las manos por encima de la cabeza.

Espira y baja las manos a los costados.

Haz esto nueve veces.

Respirar plenamente es vivir plenamente, manifestar toda la capacidad y poder de tu potencial inherente de vitalidad en todo lo que percibes, sientes, piensas y haces.

190. RELAJACIÓN CON LA CABEZA TOCANDO LA PARED

Durante tres minutos practica la postura de la relajación con la parte superior de la cabeza pegada a una pared. El cuerpo se funde con el suelo, las piernas extendidas, los brazos ligeramente separados de los costados y las palmas hacia arriba.

Observa tu respiración natural y relaja el cuello. Inspira y espira hasta que la respiración esté controlada y el cuello se haya relajado.

Luego, durante cinco minutos, lleva la atención a la entrada de las fosas nasales y el labio superior.

Después vuelve a respirar naturalmente.

Con la cabeza tocando la pared tendrás otra perspectiva de este ejercicio y no te quedarás dormido en la postura de la relajación.

> **Un toque de atención: la observación**
>
> *Las cosas pueden ser de una manera que no te agrade sin que tengas que actuar, juzgar o ni siquiera darles de lado. Puedes limitarte a observarlas. Al observar los pensamientos es importante no comentar ni juzgar su contenido, sino verlos surgir. Y cuando observas la intención que precede a una actividad voluntaria, como caminar, ganas en libertad porque te vuelves consciente de lo poco que puedes controlar.*

191. EXACTAMENTE COMO ES

Trata de detenerte, sentarte y ser consciente de tu respiración de vez en cuando a lo largo del día. Puede ser durante cinco minutos o cinco segundos. Aquí lo importante no es el tiempo. Lo que cuenta es volverse consciente de la respiración.

Acepta plenamente el momento, con todo lo que sientes y lo que percibes que está sucediendo. No trates de cambiar nada.

Simplemente respira y deja pasar este momento. Respira y acéptalo.

No necesitas que nada sea distinto en este momento. Date permiso para dejar que este momento sea exactamente como es, y permítete a ti mismo ser exactamente como eres. Respira hondo.

Cuando estés preparado, tras cinco minutos o más, muévete en la dirección que el corazón te dicte, conscientemente y con decisión.

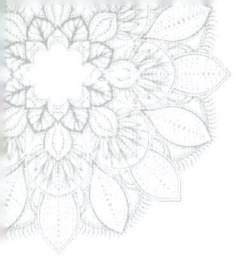

¡RESPIRA!

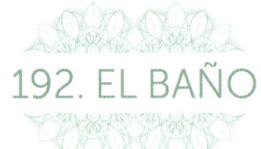

192. EL BAÑO

Dedica entre treinta y cuarenta y cinco minutos a bañarte. No tengas prisa. Efectúa todos los movimientos con lentitud. Presta atención. Sé consciente de cada parte de tu cuerpo. Sé consciente del agua. Recuerda que pasas el noventa y cinco por ciento de tu vida fuera del agua. Mientras tu cuerpo está sumergido en ella, disfruta la sensación del agua mojándote la piel. Concéntrate en la respiración. Inspira y espira por la nariz. Cuando termines, tu mente y tu cuerpo deberían sentirse ligeros, en paz, tranquilos y limpios. Cuando te seques con la toalla, inspira profundamente una última vez y espira por la nariz, mientras mandas amor a todos, también a ti.

Un toque de atención: la apertura

Aprende a abrir el corazón con naturalidad. Desarrolla una apertura desapegada ante cualquier cosa que suceda, una serena disposición a permanecer presente. Abre la mente para aceptar toda clase de circunstancias e interesarte por ellas, preguntándote qué puedes aprender de cada experiencia.

193. RESPIRACIÓN PARA LA LUCIDEZ

Una respiración deficiente nos priva de energía y afecta negativamente a nuestra lucidez. Mucha gente que no respira de forma sana sufre de falta de energía y lucidez. La calidad eléctrica del aire que entra en tus pulmones también tiene efecto sobre los niveles de serotonina y por tanto sobre la lucidez creativa. Al parecer, la cantidad de serotonina que segregamos afecta a nuestra sensación de bienestar y felicidad.

Inspira por las fosas nasales contando hasta seis, contén la respiración durante cuatro, espira por la boca en dos y contén la respiración durante dos.

Al inspirar, permanece alerta a todo en ese momento. Al espirar, alerta al momento en su totalidad. Ser consciente de la respiración es estar alerta y aumenta tu nivel de energía.

Un toque de atención: la paciencia

Las frustraciones con la gente o con las situaciones son ocasiones para practicar la paciencia. ¿Eres paciente a la hora de esperar a que la mente se calme antes de actuar? El poder de la paciencia se ve en el efecto que las gotas de agua tienen a la larga sobre una piedra.

194. RESPIRACIÓN PURIFICADORA-II

La respiración profunda incrementa el ritmo de eliminación de toxinas del cuerpo. Este tipo de respiración y el ejercicio pueden acelerar el proceso de purificación a un ritmo hasta quince veces superior al normal.

Para purificar el cuerpo mediante una respiración eficaz recuerda la fórmula uno-cuatro-dos:

Contando hasta uno al inspirar.
Contando hasta cuatro al contener la respiración.
Contando hasta dos al espirar.

Inspira por la nariz contando lentamente uno, contén contando hasta cuatro, y espira por la nariz contando lentamente hasta dos.

Usa la combinación que te resulte más cómoda. Puedes cambiar los números siempre que sean múltiplos de la fórmula básica, ocho-treinta y dos-dieciséis, por ejemplo. Inspira por la nariz contando hasta ocho, contén la respiración mientras cuentas hasta treinta y dos y espira por la nariz contando hasta dieciséis.

Sigue durante varios minutos, sin pausa tras la espiración.

Asegúrate de inspirar profundamente, como una aspiradora, llenando el abdomen. Esto ayuda al sistema linfático porque al contener la respiración el cuerpo puede oxigenar totalmente la sangre y activar el sistema linfático, y al espirar lentamente elimina toxinas a través del sistema linfático.

195. PISADAS

Camina muy lentamente, en silencio, mirando hacia el suelo.

La atención plena se mantiene al caminar dando un paso con el pie izquierdo mientras inspiras y un paso con el derecho mientras espiras. Deja que la nariz sea un filtro para el aire que entra en ti.

Sé consciente de todo tu cuerpo mientras estás caminando y respirando.

Cuando llegues al punto en el que vas a dar media vuelta, haz una pausa, sé consciente de estar de pie. Luego vuelve a caminar lentamente empleando la misma técnica. Camina y respira así entre diez y veinte minutos.

> **Un toque de atención: la paz**
>
> *Acostúmbrate a preguntarte: «¿Es realmente necesaria esta tarea o esta acción, o solo es una manera de estar ocupado?». Si puedes reducir o eliminar algunas actividades, lograrás que haya más paz en tu vida porque vivirás más despacio.*

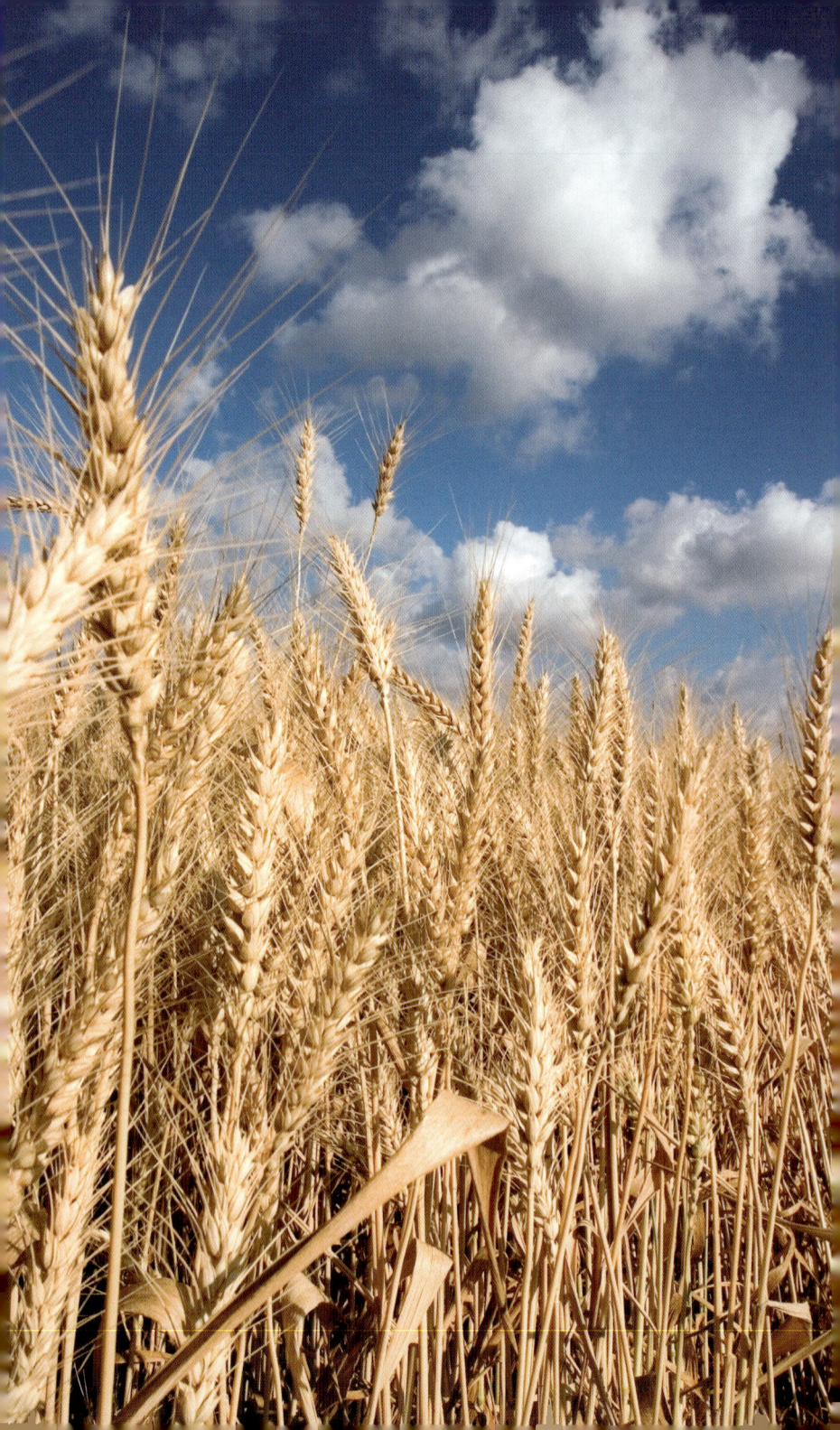

196. RESPIRACIONES LARGAS

Las respiraciones largas son una manera estupenda de centrarte por la mañana antes de que empiece el día de trabajo, o de llenarte de energía a mediodía. Al hacer una respiración larga, inspira y espira por la nariz.

Haz una inspiración larga y cuando los pulmones estén llenos, di mentalmente «uno».

Espira todo el aire hasta que los pulmones estén vacíos diciendo mentalmente «dos». Vuelve a hacer una inspiración larga y di «tres» y espira diciendo «cuatro».

Haz esto hasta diez, luego hacia atrás de diez a uno, de atrás a adelante.

Un toque de atención: la percepción

Muchas veces el problema reside en tu propia percepción. Ahórrales las molestias a los demás esperando un poco hasta ver si cambia tu manera de percibir las cosas. La percepción de las cosas a menudo puede ser totalmente distinta de la realidad. Tú controlas cómo percibes las cosas. Cuando estés seguro de que lo que percibes se corresponde con la realidad, actúa. Aprenderás que considerar buena o mala cualquier situación depende de la manera de percibirla.

197. MANTRA SO HAM

Este ejercicio de contemplación usa el mantra «*so ham*», que no solo refleja el sonido de la respiración sino que lleva el significado contemplativo de «soy eso» (*so*, 'soy', y *ham*, 'eso'). Aquí, «eso» se refiere a toda la creación, la que nos respira a todos.

Encuentra una posición sentada cómoda. Relaja cualquier tensión corporal. Concéntrate en la respiración.

Al inspirar por la boca, di mentalmente «so» y al espirar, también por la boca, di «*ham*».

Una vez que el ritmo ha sido establecido, empieza a considerar el significado de *so ham*.

Al inspirar con el mantra *so*, di mentalmente «soy», conectando con tu yo esencial.

Al espirar con *ham*, di mentalmente «eso» o «todo lo que hay».

Siente cómo tu espiración te suelta en el espacio que te rodea, vuelve a «todo lo que hay». Sigue con esta contemplación hasta que, de manera natural, empieces a asentarte.

Si surge un pensamiento, vuelve a la simplicidad del mantra, *so ham*.

Haz esto durante diez o veinte minutos.

198. CONCIENCIA DEL DOLOR

Si hay una parte de tu cuerpo enferma o dolorida, dedica este tiempo a ser consciente de ella y a mandarle tu amor.

Inspirando, permite que esa parte descanse y espirando, sonríele con ternura y cariño.

Sé consciente de que hay otras partes de tu cuerpo que siguen estando fuertes y sanas. Permite que estas manden su fuerza y energía a la parte débil o enferma, con cada inspiración y espiración.

Inspira y afirma tu propia capacidad de sanar, espira y despréndete de las preocupaciones o el miedo que puedas albergar.

Haz este ejercicio entre diez y veinte minutos.

199. SORBER LA RESPIRACIÓN

Observa tu respiración natural con los ojos cerrados. Una vez que se estabilice, coloca la lengua contra el paladar e inspira lentamente por la boca. Se producirá el sonido de sorber. Al final de la inspiración relaja la lengua, cierra la boca y contén el aliento hasta que empieces a sentirte incómodo. Luego déjalo salir por la nariz. Siente la inspiración que llena tu mente y tu cuerpo. Ahora eres más fuerte de lo que eras antes de empezar este ejercicio. Repítelo entre cinco y diez veces.

Un toque de atención: la perspectiva

¿Con qué frecuencia permites que el comportamiento de los demás te afecte en tal medida que haces cosas que no harías normalmente de haber mantenido una perspectiva más clara? Practicando la atención plena las posibilidades de ampliar tu perspectiva, de ser más tú mismo, aumentarán enormemente en cada actividad que realices. Se trata de recordar, de recordarte a ti mismo estar despierto y atento.

200. REACCIONAR AL PENSAMIENTO

Creamos mucho sufrimiento en nuestra vida al reaccionar a los pensamientos. Cuando logramos aceptar estos pensamientos y dejamos de reaccionar ante ellos, eliminamos gran parte de ese sufrimiento.

Empieza por sentarte cómodamente en una silla o en un sofá y respira profundo unas cuantas veces, centrándote en la inspiración y en la espiración.

Presta atención a cuando surgen pensamientos y sentimientos, pero especialmente observa cualquier movimiento para evitar o eliminar lo que no te gusta.

Da la bienvenida a estos pensamientos y acéptalos.

Te acostumbrarás a aceptar y a dejar ir. Esta es la clave, aceptar y dejar ir. Una y otra vez. Realiza este ejercicio entre cinco y diez minutos.

> **Un toque de atención: la práctica**
>
> *Practicar la atención plena y la benevolencia nos ayuda a entender que todas las cosas merecen atención. Cuando lo tratas todo con atención plena y cariño, te estás tratando a ti de la misma forma.*

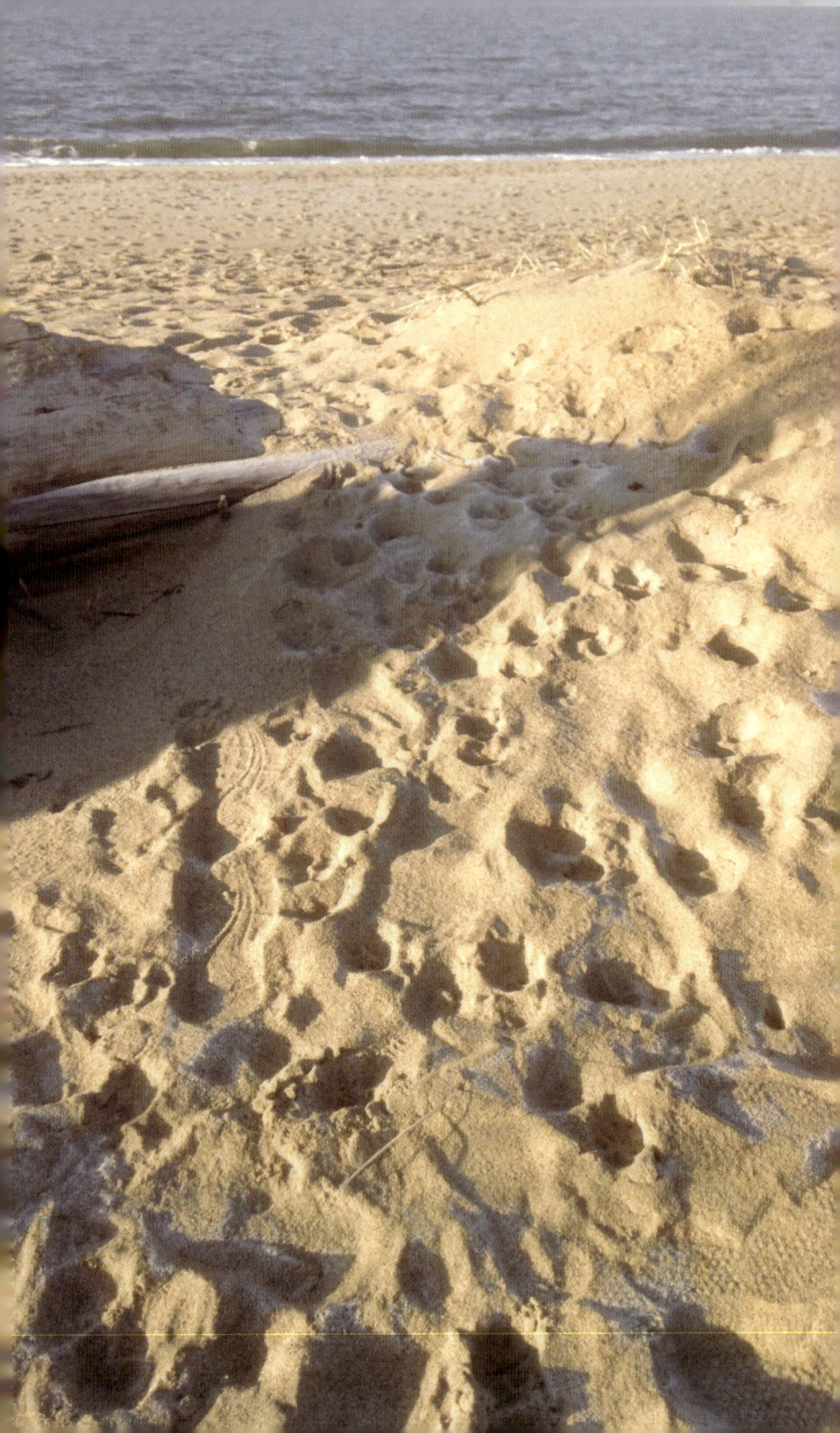

201. DESPLOME CONSCIENTE

Todo el que permanezca sentado frente a un escritorio durante algún tiempo puede usar un estimulante, una manera de volver a cargarse de energía.

En tu escritorio, desplómate conscientemente. Deja que la columna se curve hacia delante y la cabeza caiga lentamente.

Siente el peso de los hombros al caer hacia delante. Relájate.

Sigue haciendo este suave estiramiento y respira. Concéntrate en una respiración lenta y estable.

Estás dejando que la parte superior de tu cuerpo ceda a la gravedad.

Luego, lentamente, siéntate erguido. Alza el cuerpo y sigue concentrándote en la respiración.

Saborea las sensaciones corporales que esta práctica te produce. El ejercicio puede efectuarse durante cinco minutos o más.

Puedes hacerlo tantas veces como quieras en tu escritorio a lo largo del día. Es mejor que tomar una taza de café o una bebida energética. Además, es un buen ejercicio para realizarlo al final de cada meditación.

202. LA RESPIRACIÓN ESPINAL

Siéntate cómodamente en una silla o un sofá y cierra los ojos. Respira naturalmente por la nariz hasta que te sientas relajado.

Luego respira más lentamente y cada vez más hondo, exhalando más aire que en la respiración normal.

Ahora imagina un nervio minúsculo, como una pequeña cinta o cordón que va desde la rabadilla hasta el centro de la frente, el tercer ojo. Ese pequeño nervio que une ambos puntos es el nervio espinal.

En la respiración espinal, recorres este nervio con la atención mientras respiras. Vas desde la raíz hasta la frente en la inspiración y desde la frente hasta la raíz en la espiración.

Si tu mente se distrae, vuelve a traerla a este ejercicio y a fijarla en la respiración espinal.

Trata de hacer esto un par de veces al día, empezando por cinco minutos.

203. RESPIRACIÓN EN LAS FOSAS NASALES

Hay muchas enseñanzas que dicen que mientras respiras deberías ser consciente de tus fosas nasales, el lugar por el que el aire entra y sale del cuerpo.

Esto es igual que mirar el punto donde la sierra toca el tronco o el martillo toca el clavo. Es el punto de poder, el lugar donde se produce el impacto.

Colócate en una posición cómoda, sentado o de pie. Permite que el cuerpo respire de forma natural, lleva la atención al punto en el que más claramente se note la respiración al entrar en contacto con las fosas nasales.

Lleva la atención a la sensación del contacto con el aire cuando entra y sale. Mantenla en un punto preciso y nota la sensación que acompaña al aliento al entrar y salir del cuerpo durante el proceso normal de respiración.

Si la atención se distrae, llévala de vuelta al punto en el que sientes la respiración al entrar y salir de las fosas nasales, diciéndote a ti mismo: «Inspirando; espirando». Sin pensar en la respiración. Sin imaginártela. Tan solo sintiendo cómo el aire entra y sale de las fosas nasales.

Haz este ejercicio entre cinco y diez minutos.

204. SONREÍR A LOS DEMÁS

Una manera fácil y eficaz de conseguir que el mundo sea un lugar mejor es simplemente sonreír a la gente que ves, lo mismo a los conocidos que a los desconocidos.

Empieza concentrándote en la respiración. Esto te permite controlar la mente y el cuerpo. Sonríe a las personas con las que te encuentras. Puedes empezar mirándolas directamente a los ojos y reconociéndolas como seres humanos. Luego relaja la zona de la boca y sonríe. Una sonrisa bonita, brillante como el sol que alumbra un hermoso día.

Cuando sonríes a amigos y desconocidos, se produce un fenómeno interesante: la sonrisa borra tu irritación y tu ira. Logras una victoria para ti y para la humanidad. El mundo se vuelve un lugar mejor gracias a este sencillo acto.

Un toque de atención: el presente

Entre la realidad del momento y tú se interpone una capa de «conceptos». Para tocar el momento tienes que desprenderte de esa capa. Para hacerlo, primero debes detenerte o hacer una pausa. Tienes que detener el cuerpo y la mente. Cuando tu mente deja de correr, cuando te permites estar en un solo lugar, puedes estar presente en el aquí y ahora.

205. RETENCIÓN DE LA RESPIRACIÓN

Si necesitas una ayuda rápida para reducir el estrés y la ansiedad, este ejercicio de retención de la respiración te servirá. Uno de sus mayores beneficios es que disminuye rápidamente el estrés y la ansiedad de tu cuerpo y tu mente.

Siéntate y respira por la nariz lenta y tranquilamente. Relájate.

Al final de la inspiración, contén suavemente la respiración. Siente cómo la energía retenida circula y se irradia por el cuerpo.

Cuando llegue el momento de espirar, suelta el aliento tranquila y lentamente por la boca, y luego haz una pausa, esperando pacientemente a la próxima inspiración.

Sigue durante varios minutos. También puedes hacer esto y centrar la energía contenida en una parte específica del cuerpo para ayudar a que se relaje o se cure. Haz este ejercicio entre tres y cinco minutos.

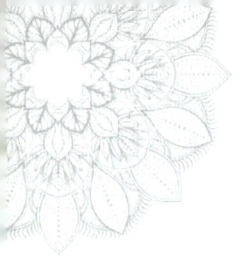

206. ASWINI MUDRA

Tiéndete boca arriba con las rodillas flexionadas y los pies sobre el suelo. Respira rítmicamente durante veinte o treinta segundos. Relaja el cuerpo.

Contrae y eleva el esfínter anal (la abertura del recto) y todos los músculos del suelo pélvico. Contén la tensión mientras cuentas hasta tres, respirando rítmicamente mientras lo haces, y relájate.

Practica este *mudra* hasta unos treinta segundos.

Repite seis veces. Luego relájate.

> **Un toque de atención: leer**
>
> *Lee lenta y tranquilamente para que el mismo acto de leer te aporte paz. Cuando estés leyendo, trata de hacer un descanso cada media hora. Cierra los ojos durante aproximadamente un minuto y presta atención a tu respiración. Sé más consciente de la habitación y de los ruidos o el silencio. Esto te ayudará a concentrarte mejor al reanudar la lectura y así no tendrás que volver a releer constantemente los párrafos.*

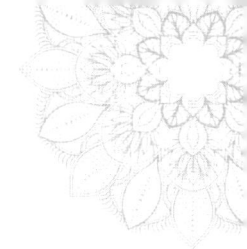

207. RELAX

Siéntate cómodamente en una silla o un sofá y centra toda tu atención en la respiración, que debería ser natural. Cuando estés listo, repítete la palabra RELAX mentalmente o en voz alta. Pronuncia la primera sílaba, RE, al inspirar y la segunda, LAX, al espirar.

No trates de forzar la respiración para ajustarla a un ritmo o a un patrón, tan solo sigue respirando normalmente y ajusta la velocidad de las sílabas RE y LAX a la respiración.

Cuando tu mente se distraiga, solo tienes que traerla de vuelta suavemente y seguir repitiendo la palabra RELAX.

Repite durante cinco o diez minutos, o todo el tiempo que puedas hacerlo cómodamente.

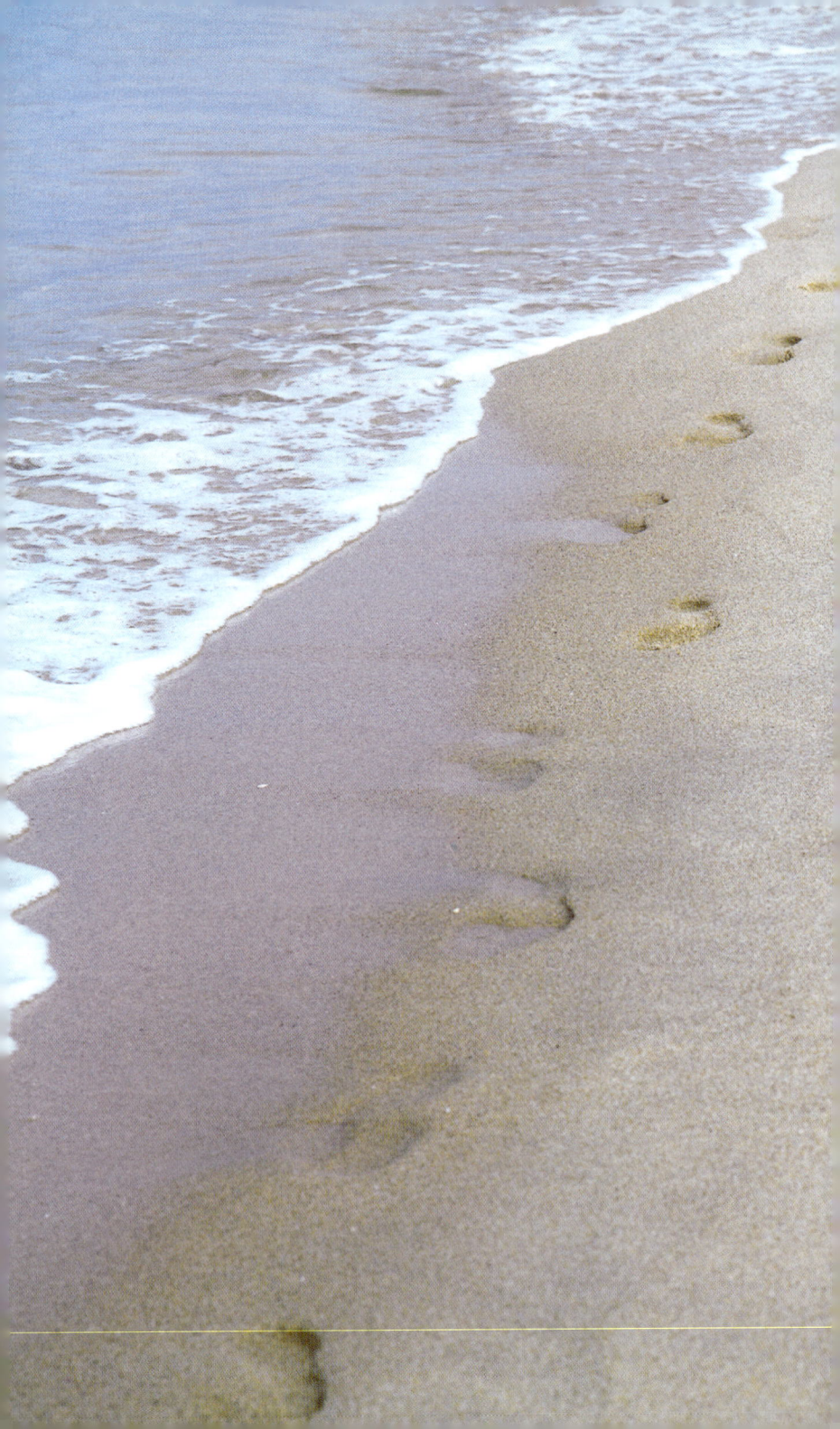

208. RESPIRACIÓN CUADRADA

La respiración cuadrada es un buen ejercicio para aliviar el estrés.

Siéntate cómodamente en una silla o un sofá y cierra los ojos. Siente cómo tu cuerpo empieza a relajarse.

Inspira lentamente por la nariz y cuenta hasta cuatro, contén durante cuatro, haz una pausa de cuatro y espira lentamente por la boca a la cuenta de cuatro.

Repite de dos a tres veces.

También puedes inspirar por la nariz contando hasta cuatro, contener la respiración durante cuatro, espirar por la boca durante cuatro, y contener durante otros cuatro.

El proceso de respirar, si puedes empezar a entenderlo como una metáfora de la vida, te muestra la manera de desprenderte de lo viejo y abrirte a lo nuevo.

209. ESPIRACIONES RELAJADAS

Regularizar la respiración y hacerla más lenta beneficia al sistema nervioso parasimpático, mecanismo biológico complejo que nos calma y nos conforta.

Cuando estamos estresados, solemos respirar aceleradamente. Esto provoca un aumento del oxígeno en la corriente sanguínea y la correspondiente disminución de la cantidad relativa de dióxido de carbono, lo que a su vez perturba el equilibrio ideal ácido-alcalino (el nivel de pH) de la sangre.

Por el contrario, disminuir el ritmo de la respiración eleva los niveles de dióxido de carbono de la sangre, lo cual devuelve el nivel de pH a un estado menos alcalino. Tan pronto como cambia el pH de la sangre, el sistema nervioso parasimpático nos calma de diversas formas, entre ellas haciendo que el nervio vago segregue acetilenocolina, una sustancia que disminuye la frecuencia cardiaca.

Siéntate cómodamente. Centra la atención en la respiración.

Haz una inspiración larga y profunda por la nariz. Luego contén la respiración.

Cuando hayas aumentado cómodamente la longitud de las espiraciones alargando la cuenta al hacerlas, dirige parte de tu atención a su sonido sutil. Notarás que cada espiración hace un sonido suave, HA, como un leve suspiro.

Trata de suavizar este sonido (y tus espiraciones) y de hacerlo lo más uniforme posible desde el principio hasta el final.

Contén la respiración brevemente al principio y al final de cada espiración, descansando tranquilamente en la quietud.

Sigue así, observando tu respiración tan constantemente como puedas durante diez o quince minutos.

Un toque de atención: la relajación

La felicidad no se consigue con grandes esfuerzos y fuerza de voluntad. Cultivar la atención plena nos enseña a calmarnos para entrar en un estado de relajación profunda y permanecer en él. Ver la televisión, por ejemplo, casi nunca produce un estado físico o psicológico de relajación; en cambio, pasear por la naturaleza sí.

Un toque de atención: el respeto

No basta con decirle a alguien que le quieres, también tienes que respetarle. El amor produce una felicidad duradera y que surge de un respeto profundo por todos los seres y toda la vida. Esto te ayuda a conectar con otros y con la naturaleza con una sensación de respeto en lugar de miedo. Es casi imposible amar a alguien a quien temes.

210. ESPIRAR UN ESTADO DE ÁNIMO

Cuando sientas que tu mente está intranquila, espira tan profundamente como puedas, exhalando todo el aire, ya sea por la nariz o por la boca.

¡Tu estado de ánimo saldrá también de ti!

Expele el aliento lo más lejos posible.

A continuación encoge el estómago y contén la respiración durante unos cuantos segundos sin inspirar.

Luego deja que el cuerpo inspire profundamente.

Detente durante tres segundos.

Repite haciendo este ejercicio de forma rítmica.

Sentirás un cambio en todo tu ser. Tu estado de ánimo se transformará.

211. RELAJACIÓN CON UNA SILLA

Cuando sientas la necesidad de relajar el cuerpo y la mente, recuéstate en el suelo y apoya las pantorrillas en una silla. Con las piernas más altas que el vientre, sentirás más claramente el final de las espiraciones.

Durante cinco minutos inspira y espira suavemente, sin esfuerzo. Luego lleva tu atención al silencio al principio de las espiraciones, sintiendo cómo van cayendo en el vacío. Haz una pausa de uno o dos segundos al final de cada espiración.

Vuelve a la postura de relajación en el suelo durante dos minutos antes de terminar el ejercicio.

> **Un toque de atención: la templanza**
>
> *Con la sabiduría y la atención, puedes ver que hay actividades enriquecedoras que llevan a una mayor felicidad y comprensión, y otras actividades vacías que provocan más sufrimiento y conflicto. La templanza es la capacidad que tienes de distinguir las unas de las otras. Encuentra la fuerza y la compostura para seguir la senda enriquecedora.*

212. TRATAR LA IMPACIENCIA

Cuando la impaciencia surge, es bueno detenerse a examinarla. Deberías acostumbrarte a la idea de que cada cosa va a su propio ritmo. Para eso te resultará útil escuchar al momento, respirar, dejar que las cosas sean como son y rendirte a la paciencia.

Elige la cola más larga del supermercado, el banco o la cabina de peaje.

Escuchar te guiará, incluso cuando sientes presión o estancamiento. Espera pacientemente y escucha.

Respira lentamente y concéntrate en tu impaciencia. Mira cómo la impaciencia te deja con cada espiración. En su lugar habrá calma.

> **Un toque de atención: la veneración**
>
> *Presta atención a cualquier ser viviente (gente, animales, plantas) de tu mundo que hayas ignorado o al que apenas hayas prestado atención y cultiva una sensación de respeto profundo por él. Este respeto es importante. Cuando respetas profundamente a los demás, también te respetas profundamente ti mismo.*

213. VISIÓN SUAVE

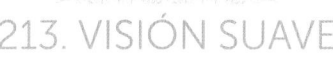

Camina con una «visión suave», dejando que los ojos se relajen sin enfocarse en ningún punto mientras son conscientes de todo. Puede que al principio te parezca difícil hacerlo. Con la práctica, no obstante será tan fácil como encender o apagar un interruptor. Es cuestión de no concentrarse en nada específicamente y sin embargo ser consciente de todo.

Una vez que hayas descubierto tu ritmo natural, conéctate a él de tal manera que el ritmo de tu caminar marque como un metrónomo el ritmo de tu respiración.

De vez en cuando, para conectar más profundamente con tus elementos curativos y con los de quienes te rodean, podrías dejar de caminar y dedicarte simplemente a respirar. Cuanto más te abras a estos elementos, más te revitalizarán y te curarán.

Procura hacer este ejercicio entre cinco y veinte minutos.

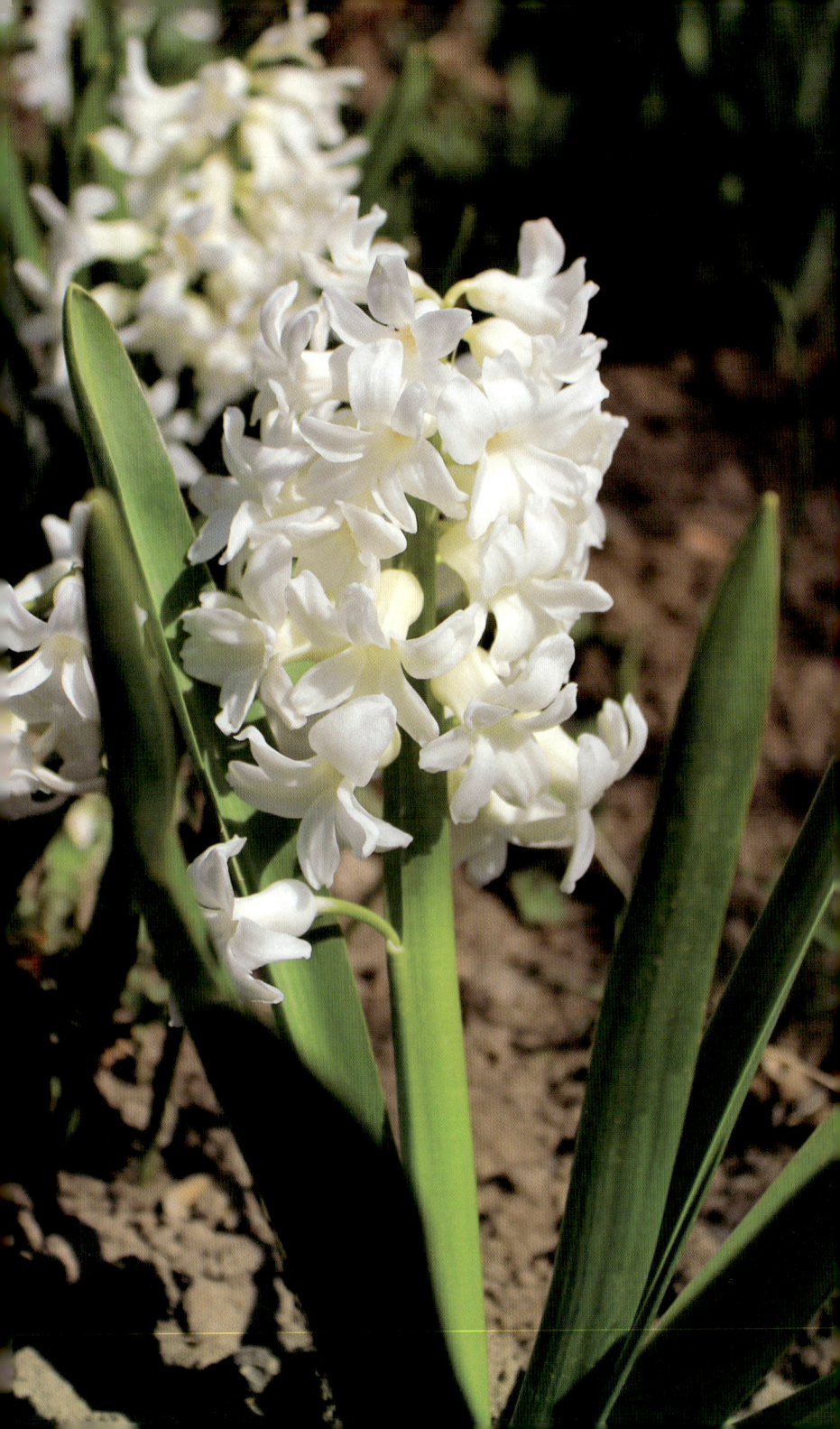

214. FRENTE AL ORDENADOR

A veces parece como si estuviéramos siempre conectados al ordenador, a la tableta o al móvil.

Cuando te haga falta desconectar y volver a sentirte como un ser humano, respira tres veces conscientemente antes de volver al ordenador, de conectar la tableta o de revisar tus mensajes.

En el ordenador haz una pausa cada cierto tiempo y luego sigue tu respiración y observa cómo estás sentado.

Si te sientes un poco tenso, estira el cuello de varias formas, endereza la columna y relaja el cuerpo. Haz inspiraciones y espiraciones profundas y prolongadas.

Cuando se interrumpa el flujo de tu trabajo, vuelve a la respiración.

También puedes hacer un estiramiento hacia delante, sentado o de pie, que puede ser muy revitalizador.

Detente, siéntate, respira. Escucha, mira, siente, huele. ¡Te mereces un descanso!

215. EL CHAKRA BASE

Siéntate y respira por la nariz.

Imagina que estás aspirando el aire por el chakra base, localizado entre el ano y los genitales.

Al inspirar, imagina que fluye hacia arriba hasta que llega a tu corazón.

Al espirar, visualiza el aire fluyendo hacia abajo para unirse al aire de la próxima inspiración.

Te volverás consciente de que estás respirando profundamente y desde abajo. Quizá sientas calor o frescor en el chakra.

Sé consciente de la sensación de la energía interna fluyendo hacia arriba al completar el círculo en la espiración para volver al cuerpo.

Haz este ejercicio entre diez y quince minutos.

216. ESTIRAMIENTOS DEL GATO-VACA

El estiramiento del gato-vaca es perfecto por la mañana y por la tarde y cada vez que a tu espalda le venga bien un buen estiramiento. Es un magnífico calentamiento para la columna y te ayuda a relajar los músculos que se tensan por estar mucho tiempo sentado.

Ponte a gatas.

Inclina el coxis hacia abajo y curva suavemente la espalda como un gato, mientras espiras.

Luego, al espirar, eleva la cabeza y el coxis como una vaca formando un ligero arco.

Pasa de una posición a otra sincronizando el movimiento con la respiración.

Repite durante diez rondas.

217. CONTENER LA RESPIRACIÓN

Siéntate con los ojos cerrados. Inspira profundamente por la nariz, llenando los pulmones.

Contén la respiración todo el tiempo posible.

Luego espira suavemente por la boca y mantén los pulmones vacíos durante todo el tiempo posible.

Sigue respirando así durante diez minutos.

Vuelve a la respiración normal sin moverte.

Luego, con los ojos cerrados, levántate y deja el cuerpo suelto y receptivo. Sentirás cómo las energías sutiles lo mueven. Deja que esto suceda durante diez minutos.

Luego tiéndete con los ojos cerrados, quieto y en silencio, durante diez minutos.

218. OCUPÁNDOSE DE LAS MOLESTIAS

Presta atención a inspirar. Presta atención a espirar. Sé consciente de todo tu cuerpo.

Sonríele a tu cuerpo. Sé consciente de algún punto en el que sientes dolor o molestias. Acéptalo y sonríele compasivamente.

Sé consciente del dolor o de las molestias cuando cambian, volviéndose más fuertes o más débiles.

Sé consciente de la sensación que se encuentra en el núcleo del dolor o de la molestia. Céntrate en el presente.

Respira y recibe lo que necesitas, desprendiéndote de viejas limitaciones, confiando en tu entereza, conectando con las cualidades curativas que necesitas en este momento.

Haz este ejercicio entre diez y veinte minutos.

219. ESPACIOS PARA RESPIRAR

Respira varias veces lentamente alargando la respiración. Presta atención al movimiento del aire a través de la nariz durante la inspiración.

Siente la naturaleza amplia y vacía del aire, al bajar por las vías respiratorias hasta los pulmones.

Siente cómo esa amplitud atraviesa los tejidos y los órganos del abdomen, llenando tu espacio inferior de respiración, desde el ombligo hacia abajo.

Esto puede hacerse también con el espacio medio para respirar, desde el diafragma hasta el ombligo, y el espacio superior de respiración, de la cabeza al diafragma.

Deja que se liberen todas las tensiones y energías estancadas. Al espirar lentamente, sácalas con la respiración. Sigue trabajando con estos espacios durante diez minutos.

220. RESPIRACIÓN DE ENJUAGUE

Lávate el cuerpo y la mente con este ejercicio.

Siéntate cómodamente con los ojos cerrados.

Inspira contando hasta dos, con la parte inferior de los pulmones llena de aire y el abdomen expandiéndose.

Contén la respiración contando hasta dos con la parte inferior de la caja torácica hinchándose.

Espira contando hasta seis con el pecho expandiéndose.

Contén la respiración contando hasta cuatro. La parte superior del pecho está llena de aire y sientes cómo la garganta y los hombros se van ensanchando.

Sigue con este ejercicio durante cinco o diez minutos.

> **Un toque de atención: el ritual**
>
> *Trata de ver alguna de tus actividades como un ritual; esto tendrá un efecto positivo transformador en ella. Es sano reservar un tiempo en tu vida para estos pequeños rituales. Por ejemplo, por la mañana al ir a ducharte reflexiona sobre los muchos rituales sagrados relacionados con el agua que existen. Sé consciente mientras te duchas. Sumérgete por completo en esta experiencia. Deja que el agua se lleve todas las enfermedades, afrentas y preocupaciones.*

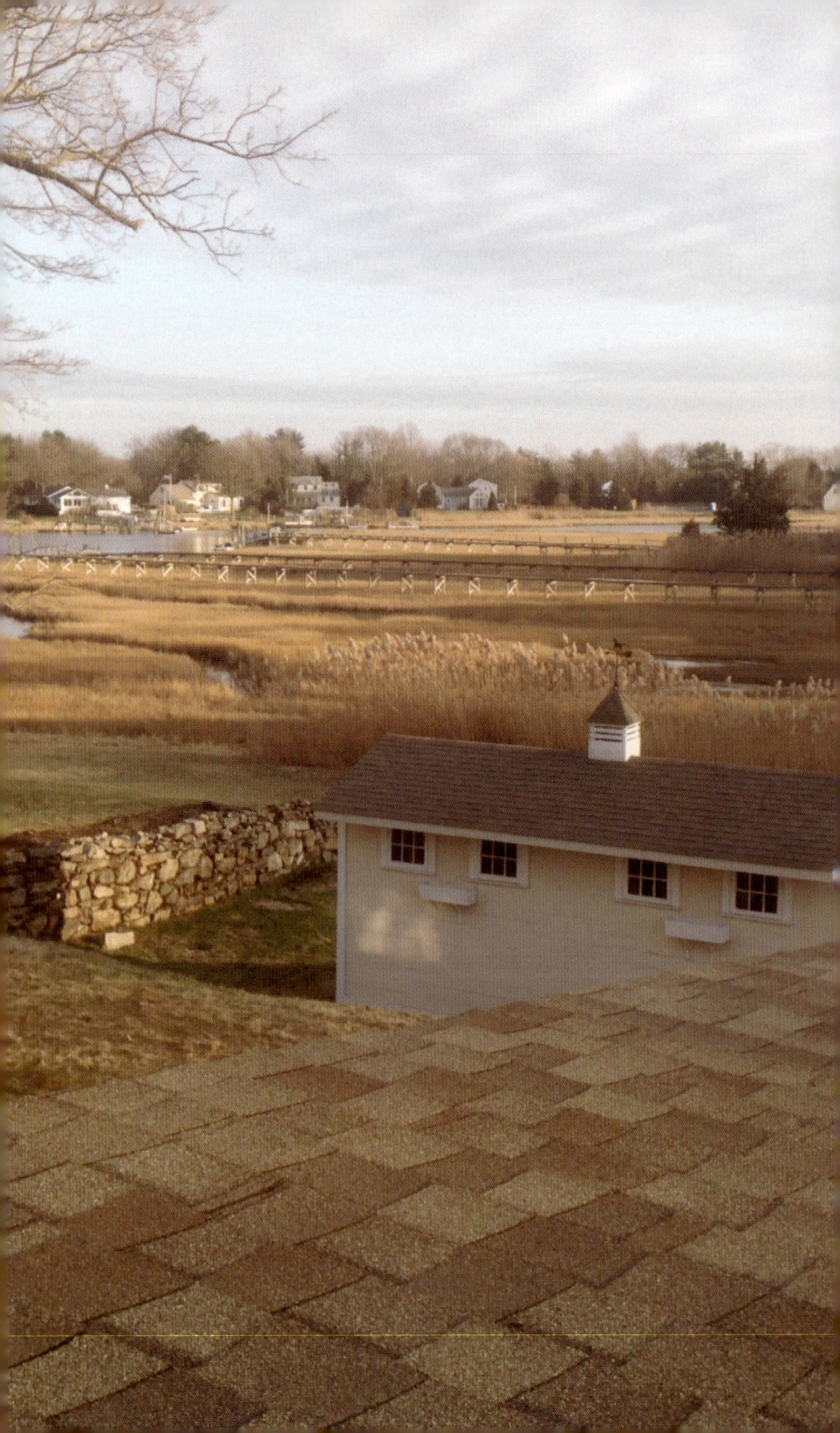

221. INSPIRACIÓN OM

Sal a dar un paseo, preferiblemente solo y al aire libre.

Inspira diciendo mentalmente OM mientras cuentas hasta dos.

Imagina que el oxígeno que llega a tu cuerpo está lleno de energía vital y contén la respiración en la boca.

Al empujar el aire contra las mejillas, deja que se llenen todo lo que puedan y sobresalgan. Sigue haciendo presión con el aire contra las mejillas mientras no te resulte incómodo.

Luego espira contando hasta siete.

Siente cómo ha aumentado tu concentración y cómo ahora te fijas en más cosas al caminar.

Repite esto doce veces o durante toda tu caminata, si lo deseas.

222. HÚNDETE PROFUNDAMENTE

Practica la postura de la relajación durante cinco minutos. Acuéstate cómodamente boca arriba en el suelo o en una cama, con las piernas abiertas, los brazos ligeramente separados de los costados y las palmas hacia arriba.

Inspira por la nariz, llenando la garganta, el pecho y el abdomen.

Al espirar, por la boca o por la nariz, húndete profundamente en la superficie. Te estás fundiendo con la superficie, y la observación y la consciencia desaparecen.

Relaja los ojos y la piel del rostro y sigue con la relajación en las espiraciones.

Hazlo al menos durante diez minutos.

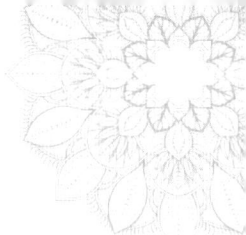

223. PENSAMIENTO, RESPIRACIÓN

Siéntate cómodamente en un sofá o en una silla, erguido como si una cuerda tirara de ti hacia arriba. Esta es una postura de meditación.

La idea aquí es observar todo lo que entra en la mente sin juzgarlo, sin aferrarse y sin tratar de expulsarlo. Luego vuelve a la respiración.

Observa el pensamiento, vuelve a la respiración.
Observa el pensamiento, vuelve a la respiración.
Observa el pensamiento, vuelve a la respiración.
Observa el pensamiento, vuelve a la respiración.
Observa el pensamiento, vuelve a la respiración.
Observa el pensamiento, vuelve a la respiración.
Observa el pensamiento, vuelve a la respiración.
Observa el pensamiento, vuelve a la respiración.
Observa el pensamiento, vuelve a la respiración.
Observa el pensamiento, vuelve a la respiración.

Después de hacer esto diez veces, permanece sentado y céntrate en tu respiración. Si este ejercicio te resultó útil, vuelve a hacerlo durante todo el tiempo que puedas dedicarle.

Un toque de atención: la generosidad

Vivir de acuerdo con la ética es una de las sendas más fiables hacia la satisfacción. La satisfacción y la felicidad surgen de las buenas intenciones, combinadas con la acción desinteresada y valiente. Los pequeños actos de generosidad constituyen una buena práctica y son las bases de una vida compasiva. Prueba a hacer esto: deja que primero los demás tomen lo que necesiten, comparte todo lo que recibes si es posible y deja que los demás decidan cómo pasaréis juntos tu tiempo de ocio.

Un toque de atención: la sensibilidad

Meditar es despertar, volverse altamente sensible, saber, sentir, vivir el presente en su estado original. Inspira, sensible a todo; espira, sensible a todo. Tras la meditación, elige una acción de tu vida cotidiana en la que no te fijes. Decide claramente prestar una cuidadosa atención a todos sus detalles. Escucha a tu cuerpo, sé sensible al estado de tu mente. Permanece totalmente presente.

224. PRANAYAMA DE PIE

De pie, suelta el cuello moviéndolo en círculo e incrementa el flujo sanguíneo en las manos y los brazos moviéndolos de un lado a otro y rotando además la parte superior del cuerpo desde las caderas.

Luego cierra los ojos, con las manos en las caderas, y respira profundamente unas cuantas veces.

Estira la columna, y a continuación inspira profundamente por la nariz e inclínate hacia atrás desde la base de la columna, acercando la parte posterior de la cabeza a la parte superior de la espalda.

Relájate durante unos momentos.

Espirando, regresa a la posición erguida.

Luego haz unos cuantos ciclos respirando normalmente.

Empieza de nuevo, repitiendo el proceso hasta cinco veces. Percibe lo erguido y alto que se siente tu cuerpo. No solo sentirás el cuerpo más fuerte, sino también la mente.

225. CÍRCULO DE RESPIRACIÓN

La respiración circular es una técnica usada por los músicos que tocan algunos instrumentos de viento para producir un sonido continuo sin interrupción. Esto se consigue inspirando por la boca mientras, simultáneamente, se expulsa aire por la boca usando el almacenado entre las mejillas.

Siéntate e inspira sin interrupción ni pausa, en un fluir continuo.

Tienes que ser cuidadoso con este ejercicio y practicarlo solo durante un breve periodo de tiempo.

La inspiración lleva directamente a la espiración, sin detenerte ni contener el aliento, y viceversa.

Infla las mejillas y respira normalmente. Imagínate a un trompetista, como Louis Amstrong, con las mejillas hinchadas.

Luego crea una pequeña abertura en los labios, dejando que el aire escape por ellos mientras inspiras y espiras normalmente por la nariz. Controlando los músculos de las mejillas, trata de mantener una corriente de aire durante tres o cuatro segundos.

Mientras empujas el aire contra las mejillas, inspira rápida y profundamente por la nariz.

Con las mejillas todavía ligeramente infladas, empieza a espirar por la boca.

Cuando los pulmones comienzan a vaciarse, hincha las mejillas, e inspira rápida y profundamente por la nariz.

Tras inspirar una pequeña cantidad de aire, cierra el paladar y utiliza el aire usado de los pulmones.

Repite varias veces. Crea la imagen de un círculo de respiración y energía en movimiento. Este es un estupendo ejercicio de respiración para disminuir los ronquidos porque se refuerzan los pulmones.

Un toque de atención: el servicio

Todos, consciente o inconscientemente, rendimos algún tipo de servicio a los demás. Ser un padre atento es un gran ejemplo de esto. Si cultivas el hábito de rendir este servicio conscientemente, tu deseo de servir crecerá de forma constante, y te hará feliz mientras propagas la felicidad por el mundo.

Un toque de atención: la vista

Vívelo todo con el entusiasmo de un niño, como si lo vieras por primera vez. Esto no requiere esfuerzo porque tu naturaleza es ver. Practica ver cada cosa como si fuera nueva.

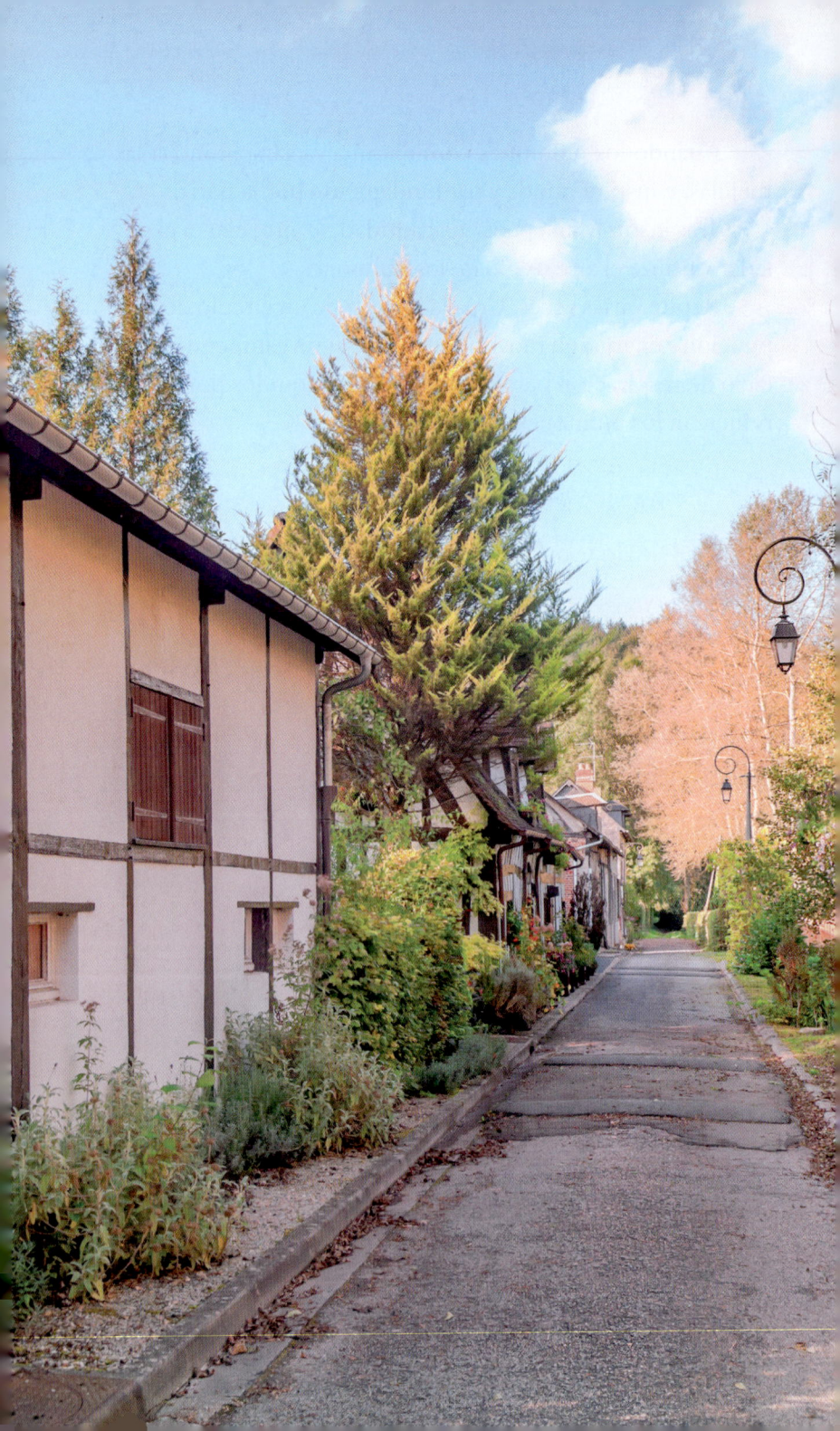

226. RESPIRAR CON EL ABDOMEN

Cuando te sientes a meditar, primero observa cómo estás respirando. ¿Es una respiración superficial o profunda? ¿Corta o larga? ¿Irregular o regular?

Al empezar este ejercicio, haz un esfuerzo consciente para expandir el abdomen al respirar.

Respira profunda y lentamente con el abdomen.

Sigue respirando así durante cinco minutos.

Luego vuelve a respirar normalmente. Practica este ejercicio con asiduidad.

Un toque de atención: el silencio

Piensa en lo que significa tomar un voto de silencio durante un corto periodo de tiempo, como un día o incluso medio día. Este es un tiempo para dedicarlo a tu descanso. Plantéate un silencio externo e interno sin la interrupción continua de la charla, el monólogo interior y las relaciones interpersonales. Te comunicarías solo contigo mismo y te plantearías esta exigencia solo a ti mismo. El silencio es la entrada al santuario interno. El silencio es el canto del corazón.

227. BRAZOS POR ENCIMA DE LA CABEZA

Tiéndete boca arriba con las piernas separadas. Durante cinco minutos practica la postura de relajación con los brazos por encima de la cabeza, abrazándote los codos sin apretarlos.

Con una inspiración suave y ligera, siente cómo el aliento entra espontáneamente en la parte superior del pecho.

Tras dos o tres minutos, cruza los brazos a la inversa colocando el otro antebrazo encima.

Cuando termines este ejercicio, tu mente y tu cuerpo estarán relajados y probablemente querrás hacer una meditación sentada.

> **Un toque de atención: la simplicidad**
>
> *La simplicidad trae más felicidad que la complejidad. Conoce la alegría de vivir una vida sencilla sin el peso de posesiones innecesarias y deseos incesantes.*

228. PREGUNTA Y RESPUESTA

Primero siéntate cómodamente en un sofá o en una silla. Sé consciente de que estás inspirando. Sé consciente de que estás espirando.

Pregúntate si los pensamientos, los sentimientos o la percepción están creando sufrimiento o bienestar.

Analiza tus pensamientos, tus sentimientos o tu percepción. Deja que salga a la luz su verdadera naturaleza.

Pregúntate quién creó esto.

Responde y sonríe.

Pregúntate si tú eres ese pensamiento, sentimiento o percepción.

Responde y sonríe.

Enfócate en el presente.

Permanece sentado realizando este ejercicio contemplativo durante cinco o diez minutos.

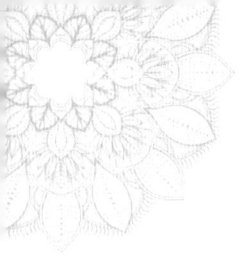

229. EL OLOR

Una manera fácil de mejorar tu perspectiva sobre la vida es oler algo agradable.

Elige algo con un olor que quieras disfrutar, como una rosa, un melocotón o un pastel recién hecho.

Acércatelo a la nariz y huélelo.

Sé consciente de los cambios en tu manera de sentir el olor al saturarte de él.

Sé consciente de las sensaciones de tu cuerpo al inspirar y espirar el olor.

Tras unos cuantos minutos, aparta la fuente de ese olor.

Tras unos cuantos minutos más, aléjalo aún más.

Permanece atento a la posibilidad de oler y seguir siendo consciente de la respiración.

Presta atención. ¡Deja que el olor te despierte!

230. CAMBIAR EL FOCO DE ATENCIÓN

Prueba a cambiar el foco de atención pasando de un objeto a tu respiración.

Primero trata de centrar la atención en un objeto, ya sea físico (como una vela) o mental (tus ganas de tomar un aperitivo), durante el mayor tiempo posible.

Para aumentar tu capacidad de atención, puedes desarrollar la concentración sobre un objeto determinado.

Una vez que tu concentración se haya estabilizado, expande la atención.

Haz este ejercicio durante diez o quince minutos.

231. VISUALIZACIÓN DE RESPIRACIÓN ALTERNA

Puedes hacer una respiración alternando las fosas nasales como visualización en lugar de como técnica física. En lugar de tapar y abrir físicamente cada fosa, simplemente vas a imaginar que lo estás haciendo.

Al inspirar, imagina que estás inspirando por el lado derecho del cuerpo, desde los pies hasta la fosa nasal derecha y el cráneo.

Al espirar, imagina que estás espirando desde la parte superior del lado derecho del cráneo hasta el pie izquierdo.

Luego inspira subiendo por el lado izquierdo y a continuación espira bajando por el lado derecho.

Este es un ciclo completo de visualización de respiración alterna.

Hazlo durante diez o veinte ciclos y luego vuelve a la respiración natural durante tres minutos con el aire moviéndose tan uniformemente como sea posible por ambos lados.

232. CICLO DE UNA RESPIRACIÓN

Trata de hacer una inspiración y una espiración completas. Mantén la mente abierta para este ciclo de respiración completa y permanece en el presente. Deja a un lado tus ideas de llegar a algún sitio o de conseguir que suceda algo

Después intenta realizar otro ciclo completo de respiración, y quizá uno más. Puedes repetir esto durante tanto tiempo como quieras mientras te sientas cómodo.

Cuando la mente divague, vuelve a la respiración. Este es un ejercicio maravilloso para entrenar a la mente en la concentración y la atención plena.

Un toque de atención: la eficiencia

No tenemos que hacer nada especial para acabar con los estados mentales ineficientes o para que se vuelvan eficientes, solamente estar atentos al presente. Ningún estado mental tiene el poder de perturbar la mente a menos que lo permitamos. No hay nada por lo que deprimirse o exaltarse. Hay que cultivar una mente que no se apegue a nada, no critique nada y no espere nada. Si no hay apego, ni crítica, ni expectativas de cómo deberían ocurrir las cosas, la mente permanecerá despejada y equilibrada y las acciones serán eficientes.

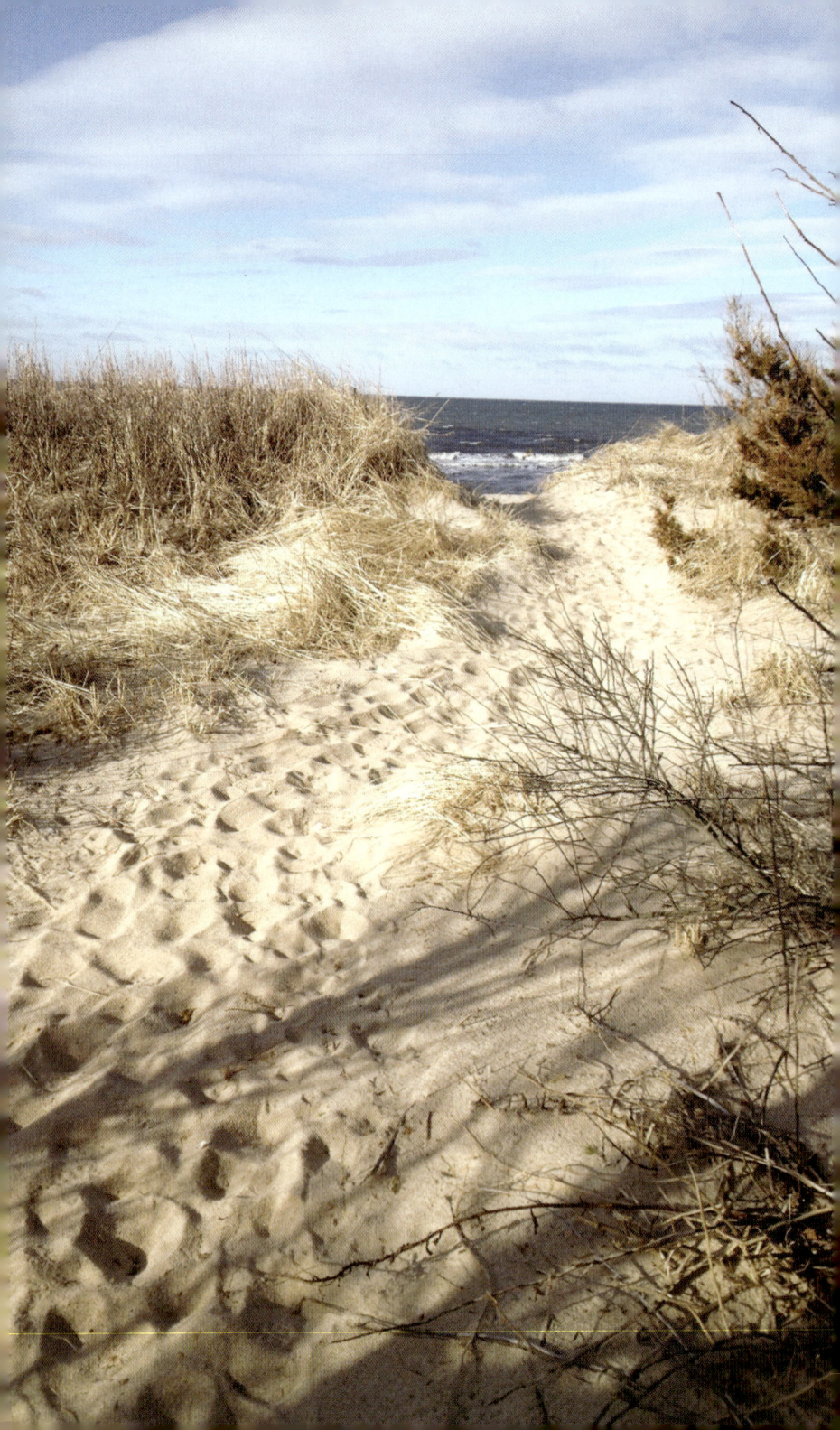

233. PREPÁRATE PARA COCINAR

Antes de empezar a cocinar, lávate ritualmente las manos y bendícelas.

Despeja la mente con tres respiraciones profundas.

Ten presentes a aquellos que vas a alimentar, siente cómo el amor va de tu corazón a los alimentos.

Después de cocinar, vuelve a despejar la mente con tres respiraciones profundas y luego sirve la comida ceremoniosamente.

> **Un toque de atención: el dormir**
>
> *Come cuando tengas hambre, duerme cuando estés cansado. Simplemente escucha los ritmos de tu cuerpo. Al retirarte, duerme como si fuera la última vez que lo haces. Deja que el cuerpo y la mente se recarguen. Al despertar, olvida la cama.*

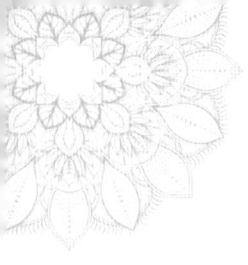

234. EMPUJA EL CIELO

Este ejercicio de respiración te ayudará a relajarte y centrar la atención.

De pie con los brazos a los costados y los ojos cerrados, libera cualquier tensión corporal.

Inspira profundamente por la nariz unas cuantas veces; luego contén la respiración contando hasta diez antes de espirar por la nariz.

Inspira, alzando las palmas de las manos al cielo, y contén la respiración contando hasta diez.

Espira por la boca y empieza a empujar fuertemente hacia arriba. Imagina que estás empujando el cielo.

Mientras espiras lentamente, baja los brazos y luego, al final de la espiración, álzalos a la altura de los hombros.

Cuenta hasta diez manteniendo la respiración y a continuación empuja el cielo al espirar.

Haz hasta cinco ciclos de respiración de este ejercicio.

235. RESPIRACIÓN PARA UNA FAENA DOMÉSTICA

Prueba esta respiración meditativa para las faenas basada en contar que te ayudará a apreciar el trabajo que estás llevando a cabo. Esto se hace en conjunción con una tarea o faena específica que realizas diariamente, a ser posible algo corto y que puedas efectuar de forma casi automática sin tener que pensar mucho.

Simplemente cuenta las respiraciones mientras realizas la faena.

Numera cada espiración y no trates de controlar la velocidad o la regularidad de la respiración.

Si aparecen pensamientos, vuelve a contar la respiración numerando cada espiración.

Por el simple hecho de contar las respiraciones transformas una tarea que quizá no tenía sentido para ti en algo más interesante y satisfactorio.

236. RESPIRACIÓN PARA REALIZAR MÚLTIPLES TAREAS

Esto te aliviará rápidamente cuando te sientas abrumado. Dedica unos segundos a relajarte y respirar profundamente.

Acepta que no puedes hacerlo todo a la vez. Solo eres capaz de hacer las cosas de una en una. Sigue respirando profundamente.

Decide concentrarte solo en una tarea y apartar de tu mente todo lo demás. Pasa de la respiración profunda a la natural.

Cada vez que tu mente trate de pensar en todo lo que te queda por hacer, tráela de vuelta suavemente a la tarea que tienes entre manos. Ayúdate a regresar a ella centrándote en tu respiración.

Ahora céntrate en esa tarea con atención plena. Sé plenamente consciente de ella y usa todos los sentidos: la vista, el olfato, el tacto, etc.

Obsérvate tranquilamente haciendo la tarea hasta que esté finalizada.

Cuando la termines, pasa a la siguiente.

237. RESPIRACIÓN NATURAL

Permanece tendido en el suelo o en la cama, en la posición de relajación, durante diez minutos, con las piernas sueltas y abiertas, y las manos en el abdomen para sentir tu respiración natural.

Colocar las manos sobre el abdomen te ayuda a concentrarte más en los sencillos movimientos abdominales de subida y bajada, sincronizados con la respiración. Es más fácil sentir cómo la espiración termina en una sensación de vacío. La inspiración puede volverse más suave porque estás observando cómo se llena tu cuerpo con el aire.

Cuando observas la respiración por primera vez, puedes ver tu respiración habitual. Date cuenta de las inhibiciones y restricciones que la caracterizan.

Avanza hacia la respiración natural, una sensación como de estar tendido sobre la tierra contemplando las nubes mientras se mueven por el cielo.

Cuando tu cuerpo esté equilibrado y a gusto, sentirás una inmensa sensación de alivio.

Haz este ejercicio durante al menos diez minutos.

238. RESPIRANDO PARA DORMIR

Cuando tengas problemas para dormir o te despiertes en mitad de la noche y te cueste volver a dormirte, prueba a concentrarte en la respiración para regresar al sueño. Relaja el rostro, luego la lengua y la garganta. Céntrate en la respiración y cuenta mentalmente de uno a diez al inspirar y al espirar. Inspira uno, espira dos, inspira tres, etc. Continúa hasta diez, si sigues despierto. Otra manera de hacer este ejercicio es decir mentalmente en la inspiración «quedándome» y en la espiración «dormido» hasta que llegue el sueño.

239. RESPIRACIÓN DEPORTIVA

Respirar profundamente varias veces durante las prácticas deportivas y la competición puede ayudarte a recuperar la concentración y mejorar el rendimiento.

Por ejemplo, en el baloncesto, cuando vayas a lanzar una falta, colócate en la línea de tiro, respira profundamente tres veces y relájate antes de lanzar.

Antes de golpear la pelota de golf, respira profundamente tres veces.

Antes de sacar un penalti, o de arrojar un dardo a la diana, respira profundamente tres veces.

Antes de levantar una barra con pesas, respira profundamente tres veces.

Esta técnica de respiración puede ayudarte a entrar en la zona, lo cual tiene una importancia extraordinaria al participar en deportes.

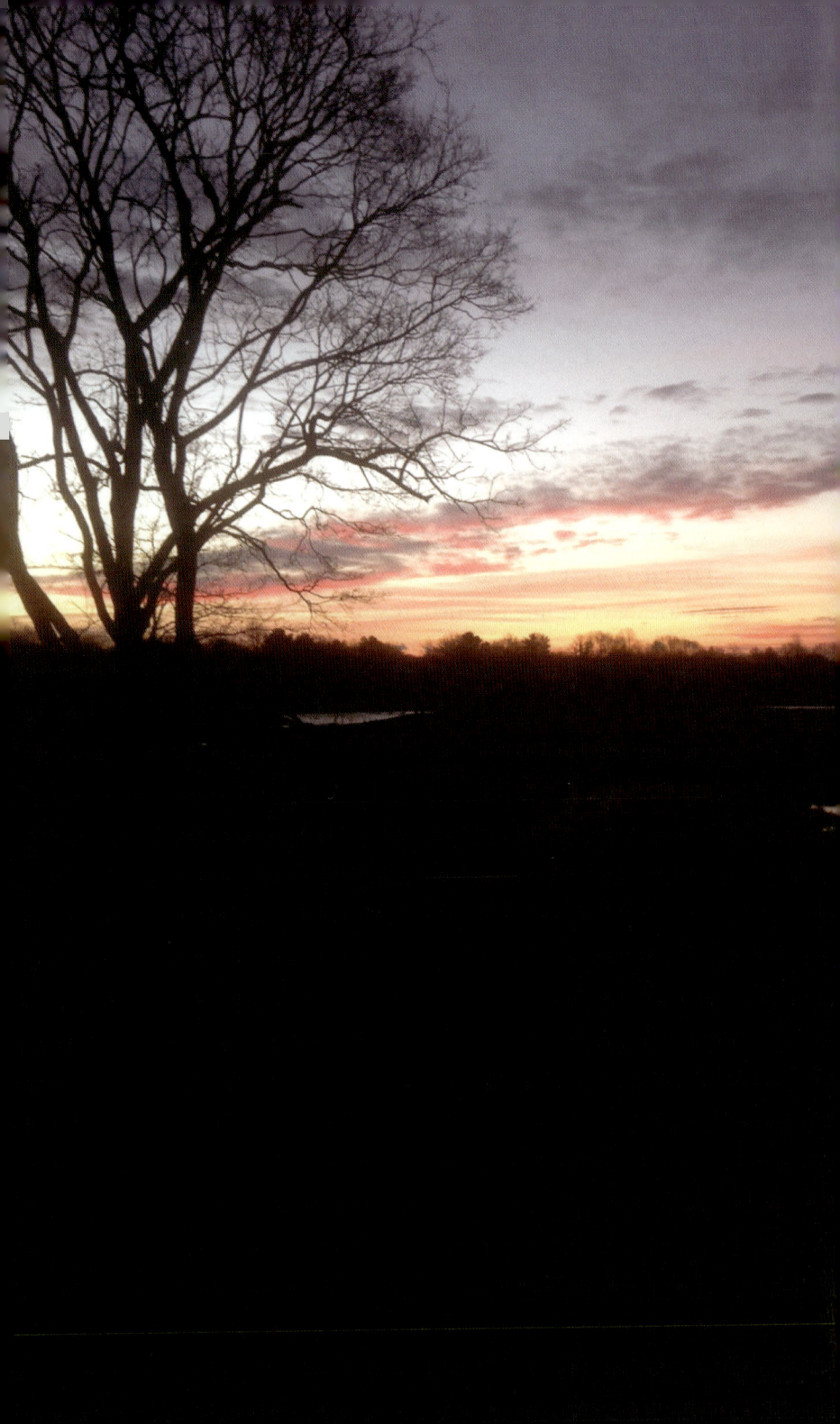

240. OBSERVAR LA RESPIRACIÓN

Asegúrate de estar cómodo, cierra los ojos y centra la atención en el espacio entre ellos.

Respira profunda y lentamente unas cuantas veces.

Empieza a observar tu respiración.

Observa cuando inspiras y cuando espiras.

No juzgues tu respiración ni trates de cambiarla. Simplemente obsérvala.

Si tu mente divaga, llévala suavemente de vuelta a observar tu respiración.

Incluso unos pocos minutos haciendo este ejercicio tienen efectos relajantes y revitalizantes.

241. RESPIRACIÓN NATURAL COMPLETA

Siéntate cómodamente con los ojos cerrados.

Empieza espirando por la boca.

Luego inspira profundamente por la nariz y contén la respiración durante uno o dos segundos.

Espira con un breve soplido, como si quisieras apagar una vela, y finaliza con una espiración larga y lenta.

Relaja por completo la mente y el cuerpo.

Repite tres veces.

A continuación inspira profundamente centrándote en la base de la columna vertebral, llenando primero los pulmones por la parte inferior, luego en la del centro y por último en la parte superior. Contén la respiración un momento.

Espira lentamente, vaciando los pulmones desde el fondo, la parte media y la parte superior, expulsando suavemente todo el aire. Contén la respiración un momento.

Repite esta parte del ejercicio durante cinco minutos.

242. RESPIRACIÓN DE SEIS SEGUNDOS

Las investigaciones sugieren que una frecuencia de diez respiraciones por minuto es la más beneficiosa para nuestra salud. La mayoría de la gente, sin embargo, respira mucho más deprisa, alrededor de quince o veinte respiraciones por minuto, más rápido o más lento dependiendo del estrés y de emociones como la ira, la tristeza y la frustración.

Con una respiración más lenta, el principal beneficio psicológico es que se incrementa la saturación de oxígeno de las células, lo que desencadena una cascada de efectos positivos, entre ellos proporcionarte más energía y un aumento de las capacidades cognitivas.

El ejercicio que te propongo es el siguiente:
- » Inspira profundamente durante dos segundos.
- » Contén la respiración durante un segundo.
- » Espira lentamente durante dos segundos hasta vaciar los pulmones.
- » Contén la respiración durante un segundo y permite que el oxígeno sature las células.

Repite durante todo el tiempo que te sientas cómodo. Puedes desarrollar esta práctica hasta que se convierta en tu forma natural de respirar. Una vez que hayas desarrollado el hábito de respirar lentamente y tu cuerpo recuerde que esta es la forma natural de respirar, empezará de manera paulatina a formar parte de todo lo que hagas.

243. OBSERVAR

Cultivar el hábito de observar los cambios en tu respiración puede convertirse en una herramienta poderosa para manejar el estrés. Requiere menos de veinte segundos y te ayuda a seguir inconscientemente tu respiración. Acuérdate de hacerlo todas las veces que puedas al día. Detente. Observa tu respiración. Respira profundamente dos o tres veces. Sigue con lo que estés haciendo. Cuando desarrolles el hábito de realizar este sencillo ejercicio durante todo el día, entrenarás el cuerpo para que respire adecuadamente y disfrutarás los beneficios para la salud que esto conlleva.

244. RECORDATORIOS PARA LA ATENCIÓN

Puedes cultivar la atención de forma creativa y usar la respiración para hacerlo.

Elige un recordatorio para el día o la semana y cada vez que veas u oigas el recordatorio detente y observa tu respiración, respirando lenta y profundamente tres veces.

Algunos ejemplos:
- » La alarma del móvil.
- » El calendario del ordenador.
- » El escritorio del ordenador.
- » La lista de tareas del correo electrónico.
- » Una nota adhesiva en el espejo.
- » Una nota en el tablón de anuncios.
- » Una nota en el frigorífico.
- » Una nota adhesiva en el ordenador.

Sé creativo pero al mismo tiempo práctico al elegir tu recordatorio.

Cada vez que lo veas u oigas, respira lenta y profundamente tres veces antes de seguir.

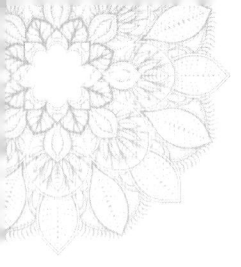

245. ONDA DE ENERGÍA

Este ejercicio elimina la tensión y aumenta tu nivel de energía. Puedes practicarlo en cualquier sitio en el que estés sentado. Inspira lentamente, tensando cada vez más los músculos y manteniendo la tensión en este orden:

- » Tensa los músculos de los pies.
- » Tensa las pantorrillas.
- » Tensa los muslos.
- » Tensa las nalgas.
- » Tensa la pelvis.
- » Tensa el estómago.
- » Tensa los brazos.
- » Tensa el pecho.
- » Tensa el cuello.

Mantén la tensión en todas esas áreas del cuerpo durante unos cuantos segundos.

Espira y relaja todos los músculos en el orden contrario:

- » Relaja el cuello.
- » Relaja el pecho.
- » Relaja los brazos.
- » Relaja el estómago.
- » Relaja la pelvis.
- » Relaja las nalgas.

» Relaja los muslos.
» Relaja las pantorrillas.
» Relaja los pies.

Repite todo el ejercicio dos veces más.

Un toque de atención: más despacio

Despierta por la mañana y permítete respirar lenta y conscientemente unas cuantas veces antes de levantarte de la cama. Respira profundamente tres veces antes de encender el ordenador o de responder al teléfono. Cuando vayas a pasar por caja en una tienda, elige la cola donde hay más gente, luego respira lentamente, siendo consciente de tu impaciencia y permitiendo que se te pase. Deja de criticar a los empleados o clientes por su lentitud. Calienta las comidas a fuego lento, en lugar de hacerlo en el microondas. Céntrate en una cosa solamente en lugar de hacer varias a la vez. Respira profundamente cuando estés en una reunión, en un coche o en la sala de espera de un médico. Lee un libro o medita antes de dormir.

Un toque de atención: la soledad

La verdadera soledad está en la mente y debería disfrutarse. Si tienes pocos apegos y anhelos, puedes vivir en soledad aunque estés rodeado por el gentío. Puedes desprenderte de tu sentido de la posesión y la propiedad.

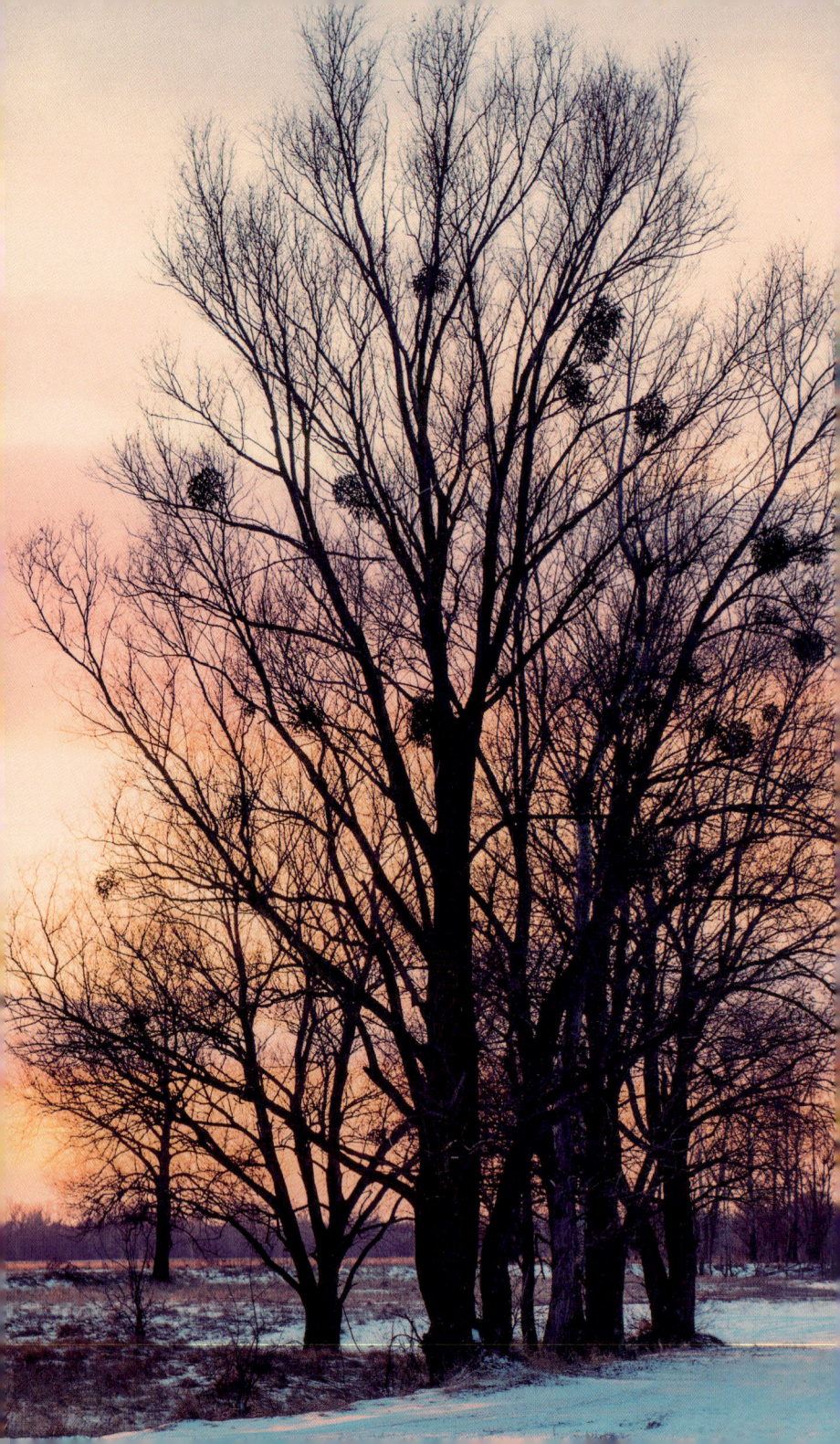

246. RESPIRACIÓN EN CASCADA PARA EL DOLOR

A veces el dolor parece fuego. La parte dolorida del cuerpo te quema. La manera de apagar ese fuego es utilizar agua.

Siéntate cómodamente con los ojos cerrados. Relájate.

Al inspirar, visualiza tu abdomen llenándose como una cascada de agua fría.

Contén la respiración.

Espira, dejando que la cascada imaginaria fluya hacia el área dolorida, que está ardiendo.

Sigue haciendo esto durante cinco minutos como mínimo, sintiendo cómo el fuego va desapareciendo a medida que el agua fría lo apaga.

Un toque de atención: la espiritualidad

Vive una vida espiritual con sentido, una vida que reconozca que todos tenemos que morir. Es conveniente que aceptes este hecho mucho antes de que llegue ese día. No se puede vivir de manera verdaderamente consciente y sin miedo mientras no lo aceptemos.

247. UN LUGAR ENCANTADOR

En la vida hay momentos en los que el estrés es tan insoportable que necesitas huir. Pero no hace falta que vayas a ningún sitio, porque puedes refugiarte en tu mente.

Cierra los ojos e imagínate el lugar más apacible y hermoso del mundo, aunque ni siquiera hayas estado nunca allí.

Visualiza con todo detalle la luz del sol, el cielo, el viento, el agua y la tierra.

Inspira concentrando los sentidos en estos detalles. ¿Qué estás viendo, escuchando, oliendo, tocando?

Espira, relájate en un estado corporal y mental más placentero.

Tu inspiración se centra en los detalles de todo lo que ves, escuchas, hueles y tocas, mientras tu espiración se centra en relajar el cuerpo y la mente.

Sigue así durante diez o veinte minutos.

248. LIBERANDO LA PRESIÓN

Hay momentos en los que en tu interior puede acumularse tanta presión que sientes que vas a explotar. Este ejercicio de respiración te ayuda a soltar la presión creciente de una forma sana.

Espira primero por la boca.

Inspira lentamente por la nariz o por la boca, llenando de arriba abajo los pulmones.

Espira contando hasta diez, apretando los labios y dejando que se inflen las mejillas.

Repite durante cinco minutos o más hasta que sientas que se libera la presión y la ansiedad disminuye.

> **Un toque de atención: la fuerza**
>
> *Al meditar fortalecemos algunos aspectos de nuestra mente que ya estaban ahí; es como cuando desarrollamos los músculos haciendo ejercicio físico. La atención plena y la conciencia fortalecen la mente y le permiten estar sencillamente presente.*

249. RESPIRACIÓN CURATIVA

Tiéndete con los ojos cerrados.

Inspira y visualiza el aire entrando por la parte superior de la cabeza. Síguelo hasta lo más hondo del estómago.

Contenlo en el estómago, como si fuera una bola de energía.

Espira e imagina que el aire es como el agua fluyendo desde el estómago y saliendo por las plantas de los pies. Haz una breve pausa.

Repite tres veces.

Luego haz tres versiones más, tres veces cada una:

» Inspira. Contén la respiración. Espira y visualiza el aire como si fuera agua que brota del estómago, sube por la columna vertebral, baja por los brazos y sale por las palmas de las manos.

» Inspira. Contén la respiración. Espira y visualiza el aire como si fuera agua brotando del estómago, subiendo por la columna vertebral y alrededor de la cabeza y saliendo por los ojos.

» Inspira. Contén la respiración. Espira y deja que el aire se filtre a través el cuerpo, que salga por la piel.

Completa el ejercicio haciendo todas las visualizaciones.

250. RESPIRAR DURANTE EL EJERCICIO

Esta es una práctica de respiración de tres partes que es buena para caminar, hacer ciclismo, nadar, correr, hacer senderismo y otros ejercicios de movimiento repetitivo. Se necesita práctica para lograr que un sistema de respiración forme parte de tu ejercicio. Descubrirás que la respiración más lenta, más profunda, mientras lo realizas, te da más resistencia y energía.

Inspira contando hasta dos.
Contén la respiración contando hasta dos.
Espira contando hasta cuatro.
En lugar de contar hasta cuatro, podrías utilizar otra secuencia que puedas mantener y te resulte natural. Si te distraes, o pierdes la cuenta, lleva suavemente la atención a la cuenta otra vez.

Un toque de atención: el gusto

Cuando empieces a comer, fíjate en el gusto de los alimentos. Come lentamente y prestando atención, y saborea la comida. Quizá tengas tendencia a engullir o sientas el ansia de comer todo lo que puedas. Date cuenta de la prisa y come despacio. Haz una pausa de vez en cuando, suelta los cubiertos, cruza las manos y cierra los ojos. Saborea de verdad la comida.

251. RESPIRACIÓN DE TAICHI

El taichi es un ejercicio en el que uno se centra solamente en los movimientos de la forma para ayudar a hacer surgir un estado de calma y claridad mental. Casi todos los movimientos de taichi son movimientos alternativos de apertura y cierre. La mejor manera de aprender esta disciplina es en una clase, con un profesor, o con un vídeo de ejercicios. Básicamente, esto es lo que sucede:

» Cuando separas las manos o das un paso hacia delante en taichi, estos son movimientos de apertura.
» Cuando acercas las manos o las bajas, o das un paso atrás en taichi, estos son movimientos de cierre.
» Cuando inspiras, estás absorbiendo energía vital y almacenando energía.
» Cuando espiras, estás mandando energía o fuerza.
» Cuando inspiras, sientes cómo la respiración tira de tu cabeza hacia el cielo.
» Cuando espiras, sientes cómo el «cordón de seda» tira de ti hacia la tierra.

Para practicar la respiración taichi, inspira y espira por la nariz.

Trata de formar una respiración larga y consciente, sin pausas, como un círculo.

Respira hacia y desde el abdomen, dándoles a tus órganos un masaje interno.

Prestar atención a la respiración puede romper viejos patrones, permitiéndonos inspirar más aire fresco, de una manera más cómoda y tranquila.

No limites este tipo de relajación cómoda solo a los ejercicios de taichi. También es estupenda durante las actividades normales a lo largo de todo el día.

Cada vez que respiras tienes una nueva oportunidad de practicar.

Un toque de atención: el pensamiento

Reconoce el pensamiento en lugar de negarlo. Si los pensamientos toman el control, pueden bloquear tu creatividad y tu capacidad para comunicar. No te tomes muy en serio lo que piensas, emplea el sentido del humor y una actitud de estar por encima de ellos. Ayúdales a marcharse. Pensar apropiadamente significa también pensar de una forma benévola y negarte a prestar atención a pensamientos crueles, mezquinos, envidiosos o desagradables en general. Lo que piensas es lo que eres.

Un toque de atención: la tolerancia

La gente problemática nos ofrece una buena oportunidad para practicar la tolerancia. El antídoto del odio es la tolerancia,.que nos permite abstenernos de reaccionar con ira al daño que alguien nos pueda haber infligido. La tolerancia es lo que impide que el odio te domine.

252. RESPIRACIÓN DEL AMANECER

De pie con los pies ligeramente separados y los brazos a los costados, inspira profundamente y baja la barbilla hasta el pecho, tensando el cuello y los hombros, mientras levantas lentamente las manos justo por delante del pecho, con las palmas hacia arriba, las puntas de los dedos casi tocándose.

Espira y vuelve las palmas hacia abajo, tirando ligeramente hacia abajo hasta que tus brazos estén extendidos, con las palmas en paralelo con el suelo frente a las ingles, las puntas de los dedos casi tocándose.

Repite el movimiento de inspiración pero esta vez extiende los dedos hacia arriba y ligeramente por detrás de la cabeza, con el cuerpo arqueándose levemente hacia atrás, tensando la zona lumbar y las nalgas, y con los ojos mirando hacia arriba.

Inspira al volver a ponerte de pie y baja lentamente los brazos a la posición inicial, dejándolos colgar a los costados.

Repite este ejercicio tres veces.

253. SOLTAR LOS ENFADOS

Tiéndete o siéntate cómodamente en una silla.

Extiende ambas manos, respirando profundamente.

Contén la respiración, formando un puño con las manos y tensando los músculos de los brazos.

Espira lentamente y, con los brazos todavía tensos, lleva los puños al pecho.

Repite varias veces.

Luego, cruza los brazos frente al pecho, con los dedos tocando la parte superior del pecho, justo bajo los hombros, las muñecas cruzadas en el centro del pecho.

Baja la barbilla hasta el pecho y haz cuatro inspiraciones rápidas por la nariz, sin espirar.

Contén la respiración durante unos segundos.

Espira lentamente por la boca. Repite esta parte del ejercicio durante dos o tres minutos.

254. RESPIRACIÓN *PRÁNICA*

El *Prana* es el motor de toda la energía.

Siéntate con la espalda erguida y respira por la nariz.

Junta las palmas de las manos por encima de la cabeza.

Inspira profundamente por la nariz y abre los ojos ligeramente para absorber la luz.

Visualiza que absorbes la energía por la parte superior de la cabeza, el rostro y los oídos.

Cuando tengas los pulmones llenos, contén la respiración. Cierra los ojos y concéntrate en el punto entre las cejas, visualizando una luz brillante. Quédate así mientras te sientas cómodo.

Espira y mira cómo la luz se disuelve en una ducha de energía que cae sobre ti.

Haz esto entre una y diez veces.

255. CONTAR PARA ATRÁS-II

Siéntate cómodamente y respira por la nariz.
Inspira: cuatro, tres, dos uno.
Espira: cuatro, tres, dos uno.
Inspira: tres, dos uno.
Espira: tres, dos uno.
Inspira: dos uno.
Espira: dos uno.
Hazlo diez veces y observa si te sientes más calmado.

Un toque de atención: el tacto

Si estás caminando en meditación, simplemente sé consciente del tacto de cada paso. La sensación del impacto del pie sobre la acera, la yerba o un camino. Luego estira la mano y toca un objeto muy suavemente y con gran sensibilidad. Entiende el poder del tacto. Regocíjate en el despertar de los sentidos.

256. AUMENTA TU FLUJO DE *PRANA*

Para incrementar el flujo de *prana* por el cuerpo, haz este ejercicio. La sensación debería ser como si un refresco con gas burbujeara por tu cuerpo.

Siéntate y respira por la nariz. Inspira contando ocho y espira por la nariz contando ocho.

Inspira contando ocho, visualizando el *prana* (energía vital) que entra en ti como una luz brillante.

Contén la respiración contando hasta cuatro y observa cómo el prana circula por todo tu cuerpo.

Espira contando hasta ocho y observa cómo la negatividad abandona tu cuerpo.

Repite el ejercicio durante todo el tiempo que quieras.

Un toque de atención: la quietud

La felicidad verdadera nos conduce a la quietud. Cuando la mente se sosiega, se vuelve de forma natural más capaz de concentrarse. Cuando la concentración se hace más profunda, puedes empezar a entrenar la mente para llegar a la concentración total. Reposa en la quietud y estarás sosegado, satisfecho y feliz. Refúgiate en tu calma interior.

257. EXTENDER LA ESPIRACIÓN

Siéntate cómodamente y respira por la nariz, sin hacer una pausa entre la inspiración y la espiración.

Espira durante seis segundos.

Inspira durante tres segundos.

Con cada espiración larga, ve cómo el estrés abandona tu organismo.

Sigue durante dos o tres minutos. También puedes espirar durante cuatro segundos e inspirar durante dos.

> Un toque de atención: la confianza
>
> *La máxima expresión de la confianza la hallamos en la Plegaria de la Serenidad:*
> *Señor, concédeme serenidad para aceptar todo aquello que no puedo cambiar, fortaleza para cambiar lo que soy capaz de cambiar y sabiduría para apreciar la diferencia. Viviendo día a día; disfrutando de cada momento; sobrellevando las privaciones como la senda hacia la paz; aceptando, como hiciste Tú, este mundo impuro tal cual es y no como yo quisiera que fuese; confiando en que todo saldrá bien si me entrego a Tu Voluntad y podré ser razonablemente feliz en esta vida y alcanzar la felicidad suprema a Tu lado en la próxima. Amén.*

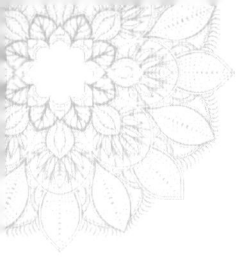

258. RESPIRACIÓN POR UNA SOLA FOSA NASAL

Por la mañana siéntate y respira por la nariz. Cierra la fosa nasal izquierda con los dedos anular y meñique. Inspira profundamente por la fosa nasal derecha mientras cuentas hasta cuatro y luego espira contando hasta ocho.

Repite diez veces.

Este ejercicio puede abrir las vías respiratorias para facilitar la respiración.

259. RESPIRACIÓN *SAMANA*

Samana es un término que designa a la energía que extrae oxígeno para transportarlo a tus células. Lleva la energía de la periferia hacia el interior y la concentra en el centro de tu cuerpo. El *samana* controla la capacidad del organismo para digerir el alimento y el oxígeno, las experiencias sensoriales y la estimulación intelectual. Un *samana* fuerte nos ofrece los beneficios de la buena digestión, la vitalidad y el equilibrio en todos los niveles.

Siéntate cómodamente con las piernas cruzadas. Si es posible, al aire libre. Respira por la nariz y cierra los ojos.

Inspira profundamente por la nariz, llevando la respiración al abdomen.

Contén la respiración y visualiza la energía *samana* en tu plexo solar, detrás del estómago, como una espiral interna multicolor.

Espira lentamente por la nariz y visualiza una fuente de energía que brota de tu plexo solar y con la que puedes nutrir tu cuerpo, tu mente y tu espíritu.

Repite esto entre tres y cinco veces.

260. *SHAVASANA*, RELAJACIÓN FINAL

El sol está poniéndose. Abandónate al silencio. Tiéndete y deja que tus piernas reposen sobre el suelo. Los brazos relajados, un poco alejados de los costados, las palmas hacia arriba.

El abdomen y la pelvis suben y bajan con la respiración, como olas suaves rompiendo en la orilla. El fuego de tu plexo solar (abdomen) brilla tenuemente como el sol del atardecer. La respiración es tan profunda y tan simple como las nubes en el cielo del crepúsculo. Tu mente se funde con el espacio infinito. Abandónate.

Siente el latido de la tierra. Sé ese latido. Sé la tierra. Deslízate por el sonido de tu respiración. Sé el aliento.

Deja que la piel de la frente se relaje. Siente la naturaleza porosa de la piel del rostro. Relaja los ojos, las comisuras de los labios y la raíz de la lengua. Siente la respiración al pasar por los tejidos flexibles de la nariz. Relaja la garganta. Relaja el pecho.

Siente las olas de la respiración subiendo y bajando.

Siente el latir de tu corazón. Relaja los hombros. Suelta los brazos. Relaja los dedos. Respira. Simple inspiración. Simple espiración.

Relaja la pelvis. Siente las piernas y siente cómo se funden en la tierra. Sin esfuerzo. Sin restricción. Entrégate por completo. *Namaste*.

> ### Un toque de atención: el zen
>
> *Un concepto cercano al zen es caminar una milla con los zapatos de otro. Cada vez que te sorprendas a ti mismo criticando o estableciendo distinciones entre «nosotros» y «ellos», pasa un momento siendo el otro. Ponte en su lugar. Puede cambiar tu perspectiva y ayudarte a ser tolerante (incluso a ser compasivo) con alguien que hasta ahora no entendías.*

ÍNDICE

Introducción 7
Agradecimientos 13
La autora 15
Respiraciones 17